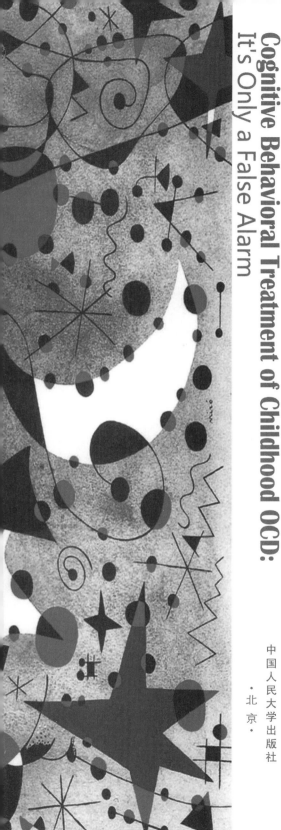

有效的疗法
认知行为治疗丛书

主　编　王建平
副主编　张　宁　孙宏伟

Cognitive Behavioral Treatment of Childhood OCD:
It's Only a False Alarm

U0386360

儿童青少年强迫症

治疗师指南

[美]　约翰·佩森提尼 (John Piacentini)
奥德拉·兰利 (Audra Langley)
塔米·罗布里克 (Tami Roblek)
著

中国人民大学出版社
·北京·

王玉龙　夏宇欣　译

图书在版编目（CIP）数据

儿童青少年强迫症：治疗师指南/自助手册/（美）佩森提尼等著；王玉龙等译．
北京：中国人民大学出版社，2009
（有效的疗法——认知行为治疗丛书/主编王建平）
ISBN 978-7-300-11467-5

Ⅰ．儿…
Ⅱ．①佩…②王…
Ⅲ．①儿童-强迫症-治疗 ②青少年-强迫症-治疗
Ⅳ．R749.940.5

中国版本图书馆 CIP 数据核字（2009）第 216462 号

有效的疗法——认知行为治疗丛书
主编 王建平 副主编 张宁 孙宏伟
儿童青少年强迫症：治疗师指南/自助手册
[美] 约翰·佩森提尼 等著
王玉龙 夏宇欣 洪晔 译
Ertong Qingshaonian Qiangpozheng：Zhiliaoshi Zhinan/Zizhu Shouce

出版发行	中国人民大学出版社			
社　址	北京中关村大街 31 号		**邮政编码**	100080
电　话	010 - 62511242（总编室）		010 - 62511770（质管部）	
	010 - 82501766（邮购部）		010 - 62514148（门市部）	
	010 - 62515195（发行公司）		010 - 62515275（盗版举报）	
网　址	http://www.crup.com.cn			
	http://www.ttrnet.com（人大教研网）			
经　销	新华书店			
印　刷	天津中印联印务有限公司			
规　格	160 mm×230 mm　16 开本		**版　次**	2010 年 1 月第 1 版
印　张	11.75 插页 2		**印　次**	2023 年 3 月第 4 次印刷
字　数	148 000		**定　价**	35.00 元

当人们遇到问题时，首先会自助，想办法自己解决。然而，事情并不总是那么幸运，很多时候需要借助于外力的支持和帮助，在自助的同时求助。对于求助者来说，最重要的是找到针对自己问题的最适合的解决方法、最好的帮助者或者机构；对于助人者来说，最重要的是获得科学的、实用的、有效的治疗方法，并将其灵活地、个人化地、具体化地应用于求助者。"有效的疗法——认知行为治疗丛书"正是基于这样一个理念来做的。

丛书主编戴维·H·巴洛（David H. Barlow）是国际最著名的临床心理学家之一，既有很扎实的理论和研究基础，又有丰富的临床实务经验，是认知行为治疗（CBT）方面的国际顶尖领军人物，其相关著作被翻译成多国文字，在国际临床心理学领域具有广泛和深远的影响。在他的组织和指导下，在某一疾病治疗方面具有丰富经验的优秀的认知行为治疗师都参与了这套丛书的编写。因此，丛书中每本书的作者均为相关方面的杰出学者和治疗师，每本书都是他们的学术成果和临床经验的积累。

这套丛书按照问题或者疾病编排，每一种疾病都从两个角度提供帮助：助人者和自助者，即"治疗师指南"和"自助手册"，以期治疗师和来访者共同努力，协同作战，这将会收到意想不到的效果。

此套丛书根据患者和临床工作者的需要，还在不断地增编和更新中。目前这套丛书已经有 48 种，有的已经出了第三版。我们首批翻译出版了其中的 17 种，以后将会继续跟进。

作为这套丛书的引进者和中文译本的主编，我不敢说熟悉这套丛书的每一位作者，但知道绝大多数，部分很熟悉，他们都是值得信任的专家和治疗师。我有幸在巴洛教授的邀请和资助下于 2006 年 9 月至 2007 年 8 月在波士顿大学临床心理中心（Center for Anxiety and Related Disorders, Boston University）进修访问。这个中心是巴洛教授创立和发展起来的，已经有 20 多年的历史，在美国的临床心理学领域以及民众中享有很高的声誉，每天都有大量的求助者，有些人甚至要排队等两三个月。我就是在这个中心第一次接触到这套丛书的。在这里，不论是临床工作者还是来访者都是人手一册。看到这套丛书如此广受欢迎，我当时就萌生了将其翻译成中文，介绍给我国的治疗师和求助者的想法。接下来的工作特别是与来访者的互动一再证明，这套书的确像原作者前言中所写的那样，只要选对了适应症，将是非常实用、非常好用、非常有效的。它不仅对来访者有用，对咨询师和治疗师有帮助，对学习心理咨询与临床心理的学生也是非常有用的。

看到这套丛书顺利出版了，我非常高兴，这凝聚着所有参与者的心血，反映了所有参与者对我国心理咨询治疗事业的热情，也表明了所有参与者对我国民众心理健康的关注和爱心。在此，我首先感谢我三年美国之行的第一位导师戴维·H·巴洛的邀请、支持和指导；其次感谢丛书的两位副主编张宁教授和孙宏伟教授，以及我们所指导的研究生的努力工作；最后我要感谢中国人民大学出版社为这套丛书的出版所做的一切。感谢也祝贺我们大家的精诚合作！相信来访者和临床工作者一定会从此套丛书中受益匪浅。

由于时间等原因，翻译过程中难免有错误和用词不当之处，还望使用者谅解；更重要的是非常欢迎使用者（临床工作者和来访者）提出宝贵的意见、建议和批评。我的联系方式是：wjphh@bnu. edu. cn，我会尽快答复您，您的反馈对我们的工作是一个促进。感谢每一位参与的人。

王建平　教授
2009 年 12 月 3 日于北京师范大学

几年来，医疗保健事业取得了惊人的发展，但也有很多过去已被广为接受的精神卫生和行为医学的干预策略正在受到质疑：它们不仅没有带来益处，甚至可能还有伤害。而另外一些干预策略经过当今最好的实证检验证明是有效的。随之，把这些干预策略更多地推荐给民众的呼声四起。最近的几项发展推动了这场革命。第一，我们对心理病理和生理病理都有了更加深入的理解，使我们能发展出新的、针对性更强的干预策略。第二，研究方法学取得了长足的进步，降低了内部效度和外部效度受到的影响，使研究结果可更加直接地适用于临床情境。第三，各国政府、医疗保健系统和决策者都认为医疗保健质量必须改善，这种改善应该是建立在循证基础上的，而确保医疗保健质量得到改善符合公共利益（Barlow，2004；Institute of Medicine，2001）。

当然，对于各国临床工作者来说，主要的障碍是能否获得新的、有循证基础的心理干预方法。研讨会和书籍在帮助那些认真负责的治疗师熟悉这些最新的心理卫生保健措施并将其应用到病人身上等方面作用有限。而"有效的疗法——认知行为治疗丛书"就是专门把这些令人兴奋的新的干预方法介绍给临床一线的治疗师的。

这套丛书中的"治疗师指南"和"自助手册"介绍了评估和治疗具体问题的详尽步骤以及各种诊断。本套丛书超脱于其他书籍和手册，还提供类似于督导过程的辅助材料，来指导治疗师在其临床过程中如何实施这些步骤。

在我们新兴的医疗保健系统里，越来越多的人认识到：循证实践为医疗保健专业人员提供了最负责任的行动计划。所有行为保健专业人员都深切希望为他们的病人提供尽可能好的诊疗，而这套丛书的目的就是消除人们在知识传播和掌握信息方面的差距，使之成为可能。

这本治疗师指南和与之配套的供患者使用的自助手册是针对儿童和青少年强迫症（obsessive-compulsive disorder，OCD）的。在美国，估计有

1

2%的儿童患有 OCD。如果不予治疗，OCD 对儿童的日常功能和家庭的应对能力有明显影响。OCD 会导致焦虑和痛苦，降低生活质量。研究显示，认知—行为疗法（cognitive-behavioral therapy, CBT）对儿童青少年强迫症是一种有效的治疗方法。这本指南中概述的方案是以 CBT 的原理为基础的，适用于 8～17 岁的孩子。除了针对儿童的症状和行为，该方案还通过教授有关 OCD 的知识来帮助其家人和所爱的人发展更正常的家庭互动模式和功能模式。在一个训练有素的临床医生的帮助下，这一内容广泛的治疗方案能够大大改善儿童和青少年 OCD 患者及其家人的生活质量。

戴维·H·巴洛（David H. Barlow）
马萨诸塞州波士顿市

　　约翰·佩森提尼（John Piacentini），PhD，ABPP，精神病学和生物行为科学教授，儿童强迫症、焦虑和抽动障碍方案的负责人，在加州大学洛杉矶分校（UCLA）塞米尔神经科学和人类行为研究院主管儿童青少年精神病学部的儿童心理学。他从佐治亚大学获取临床心理学的博士学位，并在纽约州立精神病学学院/哥伦比亚大学完成博士后训练，然后作为儿童青少年精神病学部的一员在这里工作了七年。Piacentini 博士在 1995 年来到 UCLA，并很快创建了 UCLA 儿童 OCD 方案。Piacentini 博士在 UCLA 是一位活跃的 CBT 教师和督导师，并在美国和世界各地主持了无数有关 OCD 及相关障碍的 CBT 工作坊。他出版了很多关于儿童 OCD、焦虑和抽动障碍治疗的成果，并得到来自美国健康协会和其他研究这些障碍及相关障碍的机构的多次认可。Piacentini 博士是美国临床儿童青少年心理学委员会的成员之一，并负责该学科的资格认证，创建认知治疗协会的特别会员，Tourette 综合征学会行为科学协会主席。

　　奥德拉·兰利（Audra Langley），PhD，UCLA 塞米尔神经科学研究院儿童青少年精神病学部临床助理教授，UCLA 儿童 OCD、焦虑和抽动障碍方案的参与者。Langley 博士还负责 LAUSD/ UCLA/RAND 创伤服务自适应中心（美国儿童创伤应激网络的一部分）的培训。Langley 博士是一名专攻年轻患者焦虑障碍认知行为治疗的研究者和临床医生。Langley 博士在弗吉尼亚理工大学获得临床儿童心理学博士学位，并在 UCLA 神经精神病学研究院实习期间，继续专攻儿童青少年 CBT。她得到 NIMH 基金国家研究服务奖学金的支持，这使她得以进一步接受博士后的研究训练，训练内容是有关焦虑障碍循证治疗的临床评估。Langley 博士在多个针对患有创伤后应激障碍、OCD、焦虑和抽动障碍的儿童青少年的临床和学校的研究和试验中扮演着研究者、培训师、临床医生和临床督导师的角色，并发表了相关的研究成果。

塔米·罗布里克（Tami Roblek），PhD，从路易维尔大学获取临床心理学博士学位，在 UCLA 神经精神病学研究院完成实习，在实习期间专攻儿童青少年焦虑障碍。在博士后的训练中，她得到 NIMH 基金国家研究服务奖学金的资助，致力于与 OCD 相关的家庭环境因素的研究。她现在是 UCLA 塞米尔神经科学和人类行为研究院主管儿童青少年精神病学部的临床医生和研究者。她在 UCLA 儿童 OCD、焦虑和抽动障碍方案方面的工作是为焦虑和抽动障碍的年轻患者提供评估和进行认知行为治疗。Roblek 博士已经提出和发表了多篇有关儿童期焦虑、OCD、拒绝上学和青春期拔毛癖的文章。

　　我们感谢 R. Lindsey Bergman 博士、Susanna Chang 博士、James Mc-Cracken 博士，以及很多在这些年里与我们一起工作的儿童、青少年、家庭和治疗师，感谢他们在这本治疗手册的发展和验证中所作出的贡献。

目 录

CONTENTS

绪 论

治疗方案的背景信息和目的

　　这本适用于儿童和青少年的治疗师指南和自助手册名为《儿童青少年强迫症》。它可供具有使用认知—行为疗法（CBT）治疗经验的治疗师使用。治疗师指南和工作手册都用于帮助儿童的治疗实践，并将治疗会谈中的概念具体化，还有助于追踪和报告布置的家庭作业（如暴露）。建议给患者一本自助手册的副本，并要求他/她在会谈内和会谈外使用，鼓励患者在每次治疗会谈中带上自助手册。治疗师指南详细介绍了一个标准化的针对儿童和青少年强迫症（OCD）门诊病人的多元治疗方案。这一方案由针对患者的个体暴露加反应阻止（ERP）和针对父母与兄弟姐妹的 CBT 家庭干预构成，两个部分在治疗过程中同时执行。治疗师指南简单介绍了治疗结果以及所有治疗程序和行为所要求的成分，它适用于 8～17 岁的孩子。

　　这一治疗方案由 12 次会谈构成，每次 90 分钟，历时 14周。前面的 10 次会谈每周 1 次，在最后两次会谈，即归纳总结的会谈和顺利的会谈终止之间有一个为时两周的间隔。最前面的两次会谈大部分由治疗师和患者及其家人共同主持。第三次会谈开始个体 ERP。在干预的实际治疗阶段（第三次到第十二次会谈），治疗师在会谈的第一个小时会对患者作典型的个体治疗，然后在剩下的 30 分钟里进行家庭干预。

　　尽管我们发现 12 次会谈的治疗对很多儿童和青少年已经足够了，但是，治疗的理想长度不是绝对的，它事实上取决于患者及其家人的临床需要和实践需要。在临床经历中，我们发现了几个能够预测需要更长期的治疗的因素。这些因素包括共病〔如注意缺陷多动障碍（ADHD）、逆反性、情绪困扰、其他焦虑问题和/或学习无能〕、更严重的家庭冲突、精神病理问题和人格解体，但对很多人来说不限于此，尤其是患有严重的 OCD 症状的个体。另外，根据患者在治疗后所改善的等级可以看出，对会谈外的暴露作业依从性较差（可能和上述任何因素有关）是一个明显的和重要的限制因素。相反，少部分患者会在少于 12 次的会谈中基本消除或完全消除症状。在这样的案例中，重要的是确定孩子的改善是事实上的，而不是不完整或错误报告的结果。

个体治疗是以分等级的 ERP 为基础的，这种分等级的 ERP 包括把患者系统地暴露于不同等级的恐惧刺激物，以及由治疗师和患者（如果合适，还可包括其家人）共同发展起来的症状等级。所以，每次进行的治疗会谈都以前一次的治疗会谈为基础。每次会谈布置每周的"实践任务"或"实践练习"，它们包括针对会谈中设定的情境和目标进行 ERP，由患者在家里绘制成图，并在每次会谈中进行回顾和奖励。将家庭治疗的成分整合到个体治疗中，并由同一个治疗师进行操作，这种家庭干预分成三个模块：教育模块（Education Module）、避免卷入模块（Disengagement Module）和回顾与巩固模块（Review and Consolidation Module）。

强迫障碍

儿童强迫症（OCD）是一种慢性的，通常会导致衰弱症（Barrett，Healy-Farrell Piacentini，& March，2004），在社区样本中的流行率为 1% ～ 2%（Rapoport，Inoff-Germain，Weissman，Greenwald，Narrow，Jensen，Lahey，& Canino，2000）。OCD 的症状包括反复发作的令人痛苦的强迫思维和强迫行为（这是儿童中最普通的问题），关注细菌或污染，担心自己或他人受到伤害，对宗教的极度虔诚/犹豫，仪式性的洗手、检查、反复数数、安排、排序、触摸、重读或重写，以及包括不可控制的祈祷、数数和重复在内的各种心理仪式。虽然只具有强迫思维或强迫行为之一就足以作出罹患 OCD 的诊断，但大多数儿童还是会经历以上这两种情况的。发病时两种性别出现的症状是相似的，但在儿童期，男孩患病比女孩更普遍（美国精神病协会，2000）。儿童中 OCD 发病的典型年龄约在8～11岁（Hanna，1995；Piacentini，Bergman，Keller，& McCracken，2003a），但是在我们的临床实践中，也会偶尔看到三四岁的 OCD 患者。

儿童期的 OCD 通常具有渐发性和慢性病程的特点。症状的变化起伏并不少见，在应激、生病和出现变故的时候，症状一般会出现恶化。追踪研究发现，在作出最初诊断的 15 年之后，仍有 40% 的年轻人符合 OCD 的诊断标准（Stewart，Geller，Jenike，Pauls，Shaw，Mullin，& Faraone，2004）。但是这一估计可能过于悲观，因为这些人中有很多没有接受过 CBT 的治疗。OCD 与很多领域的功能的明显受损有关，包括学校、家庭和人际功能（Geller，Biederman，Faraone，Frazier，Coffey，Kim，& Bellordre，2000；Piacentini et al.，2003a）。OCD 与其他障碍的共病率非常高（几乎达到 75%），其中与其他焦虑障碍、心境障碍、ADHD 和抽动障碍的共病是最普遍的（Geller，Biederman，Faraone，Agranat，Cradock，Hagermoser，Kim，Frazier，&Coffey，2000；Geller et al.，2001；Hanna，1995；Piacentini et al.，2003a）。

OCD 的诊断标准

《精神障碍诊断和统计手册第四版修订版》（*DSM-IV-TR*）（美国精神病协会，2000）提供的 OCD 标准如下，必须符合以下标准才能确诊为 OCD。

A. 强迫思维和强迫行为必居其一：

强迫思维由 4 点来定义：

1. 在障碍期间的某些时候，体验到闯入性的不适当的反复和持续的想法、冲动或想象，并导致明显的焦虑或痛苦。

2. 这些想法、冲动或想象并不是简单的对真实生活中的问题的过度担心。

3. 个体试图忽视或抑制那样的想法、冲动或想象，或者用一些其他的想法或行为压抑它们。

4. 个体认识到这些强迫性的想法、冲动或想象是其头脑里的产物。

强迫行为由两点来定义：

1. 反复性的行为（如洗手、排序、检查）或心理行为（mental act）（如祈祷、数数、默默地反复言语），个体感觉被一种强迫思维所驱使，或者是根据必须严格遵守的规则进行这些活动。

2. 行为或心理行为的目的是为了阻止、减少痛苦，或阻止某种可怕的事情或情境；但是，这些行为或心理行为要么没有用现实的方法同个体要压抑或阻止的东西相关联，要么就是明显地过于极端。

B. 在 OCD 病程的某一时刻，个体认识到强迫思维或强迫行为是过度的或不合理的。**注意：这一点对儿童不适用。**

C. 强迫思维或强迫行为导致明显的痛苦，耗费时间（每天耗时 1 小时以上），或者明显地干扰了个体的正常生活、工作（或学业），以及平常的社交行为或关系。

D. 如果出现另一个轴 I 障碍，强迫思维或强迫行为的内容不受其限制（如，进食障碍中对食物的专注，拔毛癖中的拔头发，躯体变形障碍对外表的关注）。

E. 困扰不是一种物质（如，一种滥用的药物、一种治疗药物）或一般的医学情况直接导致的心理效应的结果。

调查还表明，如果儿童强迫症对家庭的消极影响证据充足，那么在大多数情况下，治疗至少在某种程度上还应该包括父母和其他家庭成员（Barrett et al.，2004；Piacentini，March，&Franklin，2006）。

这一治疗方案的发展

这一方案最初是在纽约州精神病学会/哥伦比亚大学发展起来并接受检验的（Piacentini，Gitow，Jaffer，Graae，& Whitaker，1994）。尽管这一治疗最初的规定相对限制了父母的参与，但我们很快发现家庭环境因素同患者的痛苦程度和功能状况，以及患者对治疗的反应密切相关，这使我们深感震惊。最引人注目的是，大多数家庭对于 OCD 的致病原因、症状表现以及患者对症状的控制程度知之甚少。这种不了解使得我们看到很多父母为孩子的问题自责，敌视孩子，或者刚好相反，试图满足孩子与 OCD 相关的所有需求。而且，一些家庭完全卷入了孩子的 OCD 中，以致破坏了正常的家庭日常生活和活动。

基于这些最初的治疗经验以及对 OCD 的系统回顾和家庭疗法的治疗文献，我们设计了一种家庭干预成分，用于处理对积极和稳定的治疗反应起作用的最关键的特殊的家庭环境方面。设计完成后的干预成分有：（1）对家庭成员进行有关 OCD 的教育，以减少其自责、内疚和对患者的消极感受，慢慢灌输实际的期望，如 OCD 患者在每个治疗阶段应该做什么和不应该做什么；（2）促进家庭成员从患者的 OCD 行为中解脱出来，减少迁就，尽量增强暴露练习的作用；（3）强化正常的家庭日常生活和活动，以便能从患者的 OCD 的影响中解脱出来，尽量增强患者治疗反应的持久性，尽量减少复发的可能性。

在过去的十年间，我们在加州大学洛杉矶分校（UCLA）不断地通过对儿童 OCD、焦虑障碍和抽动障碍的研究，对治疗方案进行了改进和检验。总体上，用这一方案对 200 名以上的儿童和青少年进行了治疗，大约有 100 名心理学和儿童精神病学的实习生接受了培训。而且，这一方案被世界各地的很多临床和研究中心借鉴使用（如，Valderhaug, Larsson, Gotestam & Piacentini，2007）。这本治疗师指南和自助手册源于一本治疗手册（Piacentini, Langley, Roblek, Chang, & Bergman，2003b），拓展这本治疗手册本是为了用于一项国家心理卫生学会（NIMH）资助的治疗研究（Ro1 MH58459；主要调查人，J. Piacentini）。

这一治疗方案的研究

很多临床观察和控制试验都已经证明了以暴露为基础的 CBT 在儿童 OCD 治疗中的功效和持久性［见 Piacentini 等

（2006）的一篇综述]。更明确地说，这一手册描述的干预在两个临床观察和一个近期完成的随机控制试验中进行了检验。在第一个临床观察中，我们治疗了 42 名符合 *DSM-IV-TR* 中 OCD 诊断的儿童和青少年（平均年龄 11.8 岁；60％的女性；52％在接受药物治疗），结果显示对 79％的患者有疗效（Piacentini，Bergman，Jacobs，McCracken，& Kretchman，2002）。治疗的有效率没有因为患者的药物治疗状况或治疗者的经验而产生差异。更确切地说，经过悉心培训和严格指导的心理学实习生和儿童精神病学学员治疗的患者所取得的效果不逊于博士水平的心理学家。近来，Valderhaug 等（2007）发现，当把这一治疗施用于挪威的一系列社区心理健康的临床实践时也是有效的。他由此认为，这一方案能很好地从学术推广到临床。此外，我们最近完成了 NIMH 资助的一项随机控制试验，并将这一方案同一项由放松训练加心理教育组成的对照干预进行了比较。这是第一个有关儿童 OCD 的 CBT 同一组心理社会控制条件的比较研究。这一试验包括 71 名儿童和青少年，他们符合 *DSM-IV-TR* 中一项主要的 OCD 诊断标准，试验结果正在准备发表。

药物治疗的作用

几种 5-羟色胺再摄取抑制剂类［包括氯丙咪嗪（安那芬尼）、氟西汀（百忧解）、舍曲林（左洛复）、氟伏沙明（马来酸氟伏沙明片）]的精神药物药剂用于儿童和青少年 OCD 的疗效和耐受性已经被测定。来自这些控制试验的平均有效率为 40％～55％；然而，典型症状的减少平均仅为 20％～50％。在治疗完成后，还有相当大比例的年轻人继续体验到明显的临床症状（Geller，Biederman，Stewart，Mullin，Martin，Spencer，& Faraone，2003）。迄今为止，有两个控制研究对儿童 OCD 的 CBT 和药物治疗进行了比较。de Haan、Hoogduin、Buitelaar 和 Keisjers（1998）发现 CBT 在有效率（66.7％：50％）和症状减少（59.9％：33.4％）方面均优于氯丙咪嗪（安那芬尼）。与之相反的是，儿科 OCD 治疗研究（儿科 OCD 治疗研究小组，

2004）却没有发现 CBT 和药物治疗（舍曲林）在这些结果上的统计学差异，尽管 CBT 组中的有效率为 39%，而药物治疗组的有效率仅为 21%。假设这些结果是确定的，加上很多家庭对非药物治疗的偏好，CBT 被广泛地认为是治疗儿童 OCD 的首选方法（如，March，Frances，Carpenter，& Kahn，1997）。但是，在治疗那些 CBT 对之不能完全起作用，或者那些有着非常严重的 OCD 或共病障碍，或者那些身处缺乏高质量 CBT 的机构的青少年时，药物治疗最好跟 CBT 结合使用，那样会更有效。

OCD 的认知行为模型

　　行为的概念化和结果治疗集中于强迫思维，如闯入性的和痛苦的想法、想象或诱发焦虑迅速增加的强烈欲望与强迫行为，以及试图减少焦虑的外显行为或认知（隐蔽行为）（Albano，March，& Piacentini，1999）。从行为的角度看，强迫行为由于成功地减少了由强迫思维诱发的焦虑而不断地得到消极强化。例如，当一个具有污染强迫思维的儿童在必须触摸公共场合的一个门把手时可能会变得很痛苦。然后这种痛苦诱发出一种想要洗手（强迫行为）的强烈愿望。如果强迫行为得到实施，痛苦得到缓解这种结果就会强化洗手的仪式行为，这种行为从而成为一种积极奖励（图 0.1）。

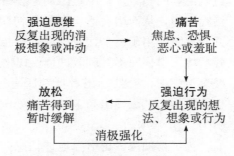

图 0.1　强迫思维—强迫行为的循环

From Piacentini & Langley（2004），copyright 2004 by Wiley Periodicals, Inc. Reprinted with permission.

　　行为疗法的最有效的形式——ERP——由诱发个体的强迫

性恐惧（暴露）组成，同时鼓励个体不要通过强迫行为来减少这种强迫思维的痛苦（反应阻止）（Foa & Kozac，1986；Meyer，1966）。ERP 的治疗是根据一个症状等级体系以一种渐进的方式来进行的，暴露一开始针对较轻的症状，随着治疗的进展，暴露的难度也越来越大。尽管大多数的暴露在治疗情境下进行，但是要求儿童患者在自然环境下练习这种暴露，以增加其迁移性。提得最多的 ERP 疗效机制是，随着反复暴露，通过自动适应的过程驱散相关的焦虑。此外，随着恐惧的消散，患者慢慢明白，没有仪式化行为也不会发生可怕的后果。

治疗概述

OCD 的认知行为疗法以分级的 ERP 为基础，逐级地把患者系统地暴露于使之感到恐惧的刺激中，不同的等级是根据由患者及其临床医生共同发展起来的症状等级体系预先确定的。在逐级暴露的过程中，令人恐惧的刺激或诱发刺激以一种控制的和连续的方式呈现，其目的是为了引起焦虑和促进适应，从而减少焦虑反应。根据诱发刺激物，暴露可以是真实的也可以是想象的。例如，一个有污染恐惧的儿童可能被要求去触摸一个被细菌或脏物污染的东西，而一个具有对称强迫行为的患者可能被要求将书包或课桌弄乱。症状等级体系一开始让患者进行较温和的和激发较少焦虑的恐惧练习，使之能较轻松地进入治疗情境，从而增大适应和取得初期治疗成功的机会。在暴露开始逐级作用于一个症状之后，要指导患者在治疗情境和非治疗情境下忍住而不对刺激进行仪式化反应（即，反应阻止）。在整个治疗中，要鼓励患者抵制所有进行强迫行为的强烈欲望，但不要禁止其表现出尚未处理的处于症状等级体系更高等级的行为。

为了帮助患者更恰当地评估感知到的同强迫思维相关的威胁（如，在触摸了一个门把手之后，你生病的可能性有多大）和验证基于相关信念的假设，整个治疗中都要用到认知重建。最终，患者会学会以更现实的方式识别和标示其强迫想法、欲望和感觉。为了提高治疗动机和决心，还要指导患者及其家人改变他们自己或彼此对 OCD 疾病的所有消极情感（如，是 OCD 让我洗了太多次的手）。在会谈中的暴露和回家练习期间，要指导患者在图表或方格纸中标出他们的焦虑等级。图表为患者提供了有关适应的即时和易理解的反馈信息，而且对于确定治疗成功和困难的范围也是有用的。为了提高患者在会谈和家庭作业布置中的依从性，还要使用一个行为奖励系统。这个奖励方案对年纪小的儿童尤其重要，因为他们很难去平衡治疗的长期获益同暴露治疗带来的焦虑急剧增加之间的矛盾。

每个星期都给患者布置家庭作业，这些家庭作业由会谈期间针对情境和物体的 ERP 组成。作业的完成尽量与处理的症状、患者的焦虑水平，以及这个星期家庭作业的目标（如，每星期 4 到 5 次）相一致。暴露足够长的时间对于产生适应是重要的，适应一般以在《不适感主观单位量表》（Subjective Units of Discomfort Scale）的评定中下降 50％ 为指标（一般为 15～45 分钟）。在家里进行的暴露由患者在家里绘制成图，然后再在每次会谈中进行回顾和奖励。

自助手册的使用

为了使患者在家里完成练习，也为了加强会谈中介绍的信息，我们制定了相应的工作手册。它包括各种必要材料的复印件，包括用绘制图表来跟踪焦虑等级的练习形式，以及用于监测强迫思维和强迫行为的症状日记专页。有几页纸用于患者画图和描绘如何打击 OCD 的图像。患者可以在会谈之间参考这本工作手册，澄清有关家庭作业的疑惑，与家人分享信息，以及方案完成后，将来一旦症状复发还可回过头来求助于它。

家庭治疗成分

认知行为的家庭治疗成分与个体治疗是整合的，并由同一个治疗师来操作。这种干预分为三个模块。教育模块的目标是确认和纠正家庭关于儿童 OCD 的错误归因，以减少家庭成员中

绪论

9

的自责、内疚感和愤怒。该模块的另一个目标是教家庭成员有关 OCD 的现象学、病因学和治疗，以使问题正常化，从而增加治疗的依从性和治疗意识。避免卷入模块的目标是教会父母和其他家庭成员如何从患者的 OCD 行为中解脱出来，并帮助他们发展更正常的家庭交往模式和功能模式。最后，回顾和巩固模块是通过复发预防来维持和推广早期的治疗成果，并继续对症状进行监控。

家庭会谈的主要目标之一，是帮助家人避免卷入患者的疾病和个体治疗。这种避免卷入是为了培养患者的一种控制感，并将父母的挫折、批评以及亲子冲突减至最小，亲子冲突通常都是由 OCD 的症状和诸如逆反、冲动等共病问题、情绪依赖导致的。

在两次最初的信息收集/教育会谈之后的 10 周期间，指导父母学会相关的行为监控、父母管理和避免卷入技术。在整个治疗过程中，要一直处理家人对 OCD 的错误信念或不准确的理解。每次家庭会谈的内容一般要与患者的个人会谈配套。每次的父母会谈一开始都是对自上次会谈结束之后发生的相关事件进行回顾，并讨论患者在当天的个体治疗中要处理的焦点问题。接下来介绍对患者的 OCD 行为进行反应的指导方针。在治疗的开始，要指导家庭成员去附和患者的 OCD 相关要求，以培养一种更轻松的家庭环境，并将存在的同 OCD 症状有关的家庭冲突减至最小。

在治疗期间，对家庭成员的约束有所放宽，允许他们在一定程度上参与，或者对患者的仪式行为作出反应。家庭避免卷入的程度同患者个体治疗的进展密切相关。因此，两种治疗成分相互强化。整个治疗中，要有目的地限制那些参与患者个体家庭作业的家人对患者的控制，进而将亲子关系的冲突减至最小。但是，这对于年龄较小的患者并不总是可能的，因为这些患者没有父母的监督可能就不会完成安排的练习。随着治疗的深入，要教会家庭成员把与 OCD 症状有关的不恰当的行为和正常儿童的逆反行为（如，不肯做家务或把屋子弄得很乱）区分开来。同时，治疗师与家庭合作，一起设计活动，对与 OCD 有关的问题交流模式进行积极改造。必要时，可以发展针对患者其他问题行为的方案（行为约定、奖励方案）。父母、患者和治疗师一起讨论家庭干预的执行。最后一次会谈包括一次有关患者和父母的反馈会谈，这样可以给家庭提供回顾治疗效果的机会，并且为未来在家里进行的暴露练习提出必要的计划。

父母的态度通常会因为对孩子障碍的理解和接受的不同而不同。父母中的一位比另一位对治疗参与得越多，抵制得就越少，这种现象是很常见的。但是，应该强调的是，最好是父母双方在陪护和参与中起到同样的作用。理想的情况是，父母双方参加所有的会谈，尽管不是所有的案例都有可能。在离婚、再婚或两地分居的情况下，应该极力鼓励父母双方（包括继父母）都参加，尽管这对有些家庭来说又是不可能的。在一些案例中，我们发现，当父母中的一位不能或不愿参加治疗时，通过电话去了解他们对于孩子疾病的想法，以及告诉他们治疗的内容是有帮助的。

第一章

第一次会谈：心理教育和基本原理

孩子和家人一起

所需材料

- 图 0.1　强迫思维—强迫行为的循环
- 图 1.1　ERP 治疗如何起作用（1）
- 图 1.2　ERP 治疗如何起作用（2）
- 图 1.3　ERP 治疗如何起作用（3）
- "我的症状日记"
- 儿童耶鲁-布朗强迫思维—强迫行为量表（CY-BOCS）

会谈提纲

- 同患者及其家人建立关系
- 确定患者的简单病史，现有的 OCD 症状及其家人对 OCD 和行为治疗的了解
- 提供最初的有关 OCD 的心理教育
- 介绍治疗的基本原理，包括对 ERP 的解释
- 介绍和讨论行为的奖励方案
- 教会患者如何监控其 OCD 症状

建立关系

对患者及其家人来参加治疗表示欢迎。

获取患者及其家人的基本信息，包括其表现出的意志力和积极性。

获取一个简单的有关患者的社交、成长发育和受教育的历史。

回顾 OCD 的病史及相关问题

回顾以前的心理健康治疗史，尤其是有关 OCD 的。

回顾 OCD 对过去和现在的功能的影响。

评估患者及其家人对 OCD 知识的掌握程度

确定患者及其家人对 OCD 的了解程度，包括流行率、现象学、病因等等。

界定强迫思维和强迫行为

以下是一段你可以用来向患者界定强迫思维和强迫行为的对话范例：

强迫思维是你所具有的，让你感到焦虑、沮丧或"恶心"的想法、想象、欲望、感觉或情感。这些想法可能有关脏东西或沾有细菌的东西，可能是发生在你或别人身上的糟糕的事情，或者仅仅是一种觉得有什么事情错了或不太对的感觉。具有这些想法的人通常不想要它们，并经常通过做某些事情来摆脱它们，例如，频繁地洗手，重复或反复检查某些东西，或者做其他一些让他们感觉好一点的特别的事情。有时候，这些想法或感觉让孩子们想一次又一次地做某件事，直到他们感到"刚刚好"或"完成了"。

如有可能，可使用患者的症状来举例说明。如果治疗师和患者尚未谈及其症状，那就可以提问：

你有我刚才提到的那些想法中的哪一种？

强迫行为是指人们为了摆脱那些（糟糕的想法、感觉、强迫想法和焦虑）或"就是不对"的感觉所做的事情。强迫行为是一些像反复洗手或洗其他东西，检查或重复的行为，以某种方式或某种次数说某些事情。有时候，孩子们对他们的强迫行为有不同的说法，像习惯、恐惧症、仪式或恶作剧。你怎么称呼你的强迫行为呢？

如果患者尚未清楚，治疗师就可以问：

你的是哪一种（使用患者对 OCD 的称呼）？

讨论 OCD 的流行率以便使障碍"正常化"，并减少病耻感和焦虑

以下是一段你可以用来和患者讨论 OCD 流行率的对话范例：

你知道吗？一般来说，每 100 名小孩里就有 1～2 名患有 OCD。这是很大的一个数字。你（孩子/父母/兄弟姐妹）知道在你们学校里或其他地方有谁患有或可能患有 OCD 吗？你们学校有多少小孩？那就意味着在你们学校可能有约（学校的儿童人数/100）名小孩患有 OCD。对其他患有 OCD 的小孩你可能知道得不多，因为他们大多数人和你一样想保密。我肯定你还不知道每个人都会有时候有奇怪的、吓人的或不可思议的想法。问题是，即使这些想法不是真的，OCD 也能够把它们固定在你的脑子里，让你感到担心或不舒服。

把焦虑当作一种正常的适应性的反应来进行介绍

以下是一段你可以用来和患者讨论焦虑的对话范例：

每个人都会偶尔感到焦虑、紧张或害怕。这是一种正常的感觉，它有助于我们进行自我保护。焦虑的感觉可以阻止我们去做危险的事情。如果我们从来都无所畏惧或无所焦虑，那么就没有什么东西可以阻止我们在车来车往中穿行于街道，或者在黑暗的夜里独自外出涉险。你能明白这是一件多么不好的事情。

穴居人的类比

以下是一个类比，你可以用它来说明焦虑是正常的：

自从有了人开始，焦虑就无处不在。事实上，动物也会焦虑或害怕，当它们身居森林或丛林，这些感觉会保护它们免遭危险。想象一下，在很久以前，有两个穴居人突然看到了一只巨大的剑齿虎，其中一个人感到焦虑和害怕，而另一个人却没有害怕、没有焦虑。当他们看到这只老虎时，他们会怎么做呢？焦虑会使这个害怕的穴居人心跳加快、肺功能加强，他会尽快地逃跑到一个安全的地方。但是，你认为那位完全不焦虑的穴居人会发生什么事呢？他可能最后成了那只老虎的午餐。

然而，尽管在适当的场合有一点焦虑是一件好事，但是太多的焦虑，像 OCD 那样，就可能是一个问题了。OCD 患者会焦虑于或害怕那些并不真正具有危险的事物。他们的 OCD 会使他们自己陷入糟糕或恐惧的想法之中，但当他们仔细想一想时，就会意识到他们以为危险的东西其实不危险。

把与 OCD 相关的焦虑的概念当作一种"虚假警报"来介绍

火警的类比

以下是一个类比，你可以用它来说明焦虑就像一个"虚假警报"：

> 我们可以举一个火警的例子来理解 OCD 是如何起作用的。你曾经在学校里或其他公共场合听到过火警响起吗？很响的铃声和老师叫你离开学校的声音让你感到焦虑，所以你想离开大楼去一个安全的地方。但是，有时候，要么因为意外，要么因为恶作剧，没有火灾发生时火警也会响起。即使没有火灾，只要铃声一响，人们也会变得有些焦虑，并离开大楼到一个安全的地方。人们自认为有些危险的事情正在发生，但其实没有。OCD 就像一种虚假的火警。当 OCD 患者有一种强迫行为或可怕的想法（使用孩子对强迫行为的称呼）时，就像有人在你脑袋里拉了一下火警。然而，就像一次虚假的火警一样，周围并不真的有什么危险的东西。我们将使用一种叫做认知行为疗法或简称为 CBT 的疗法来治疗你的 OCD。在 CBT 治疗期间，你将学会如何判断你的 OCD 恐惧是虚假警报，并认识到如果你不理它们，什么事也不会发生。

讨论 OCD 的可能成因

以下是一个你可以用来和患者讨论是什么引发 OCD 的对话范例：

> 你知道什么可能导致 OCD 吗？有关这个领域，我们了解得越来越多，但是，大多数医生认为有几个方面的因素可能导致 OCD，而且这些因素会因人而异。

作为一种神经行为障碍的 OCD

> 对多数人来说，OCD 被认为是一种医学问题，多数情况可能和你身体中被称为 5-羟色胺的某种化学物质有关。5-羟色胺在我们的身体和大脑（一种神经递质）里来回传送神经冲动，并帮助我们决定怎样才能控制自己的情绪，如焦虑和恐惧。OCD 患者有太多或太少的 5-羟色胺，这就使他们的部分大脑太活跃，而不能分辨真实危险和虚假危

险（即虚假警报）之间的区别。这就使他们会比其他人产生更多的焦虑想法和糟糕的感觉。

尽管一些OCD患者认为自己是疯狂的、怪异的，或者是同别人不一样的，但实际上患上OCD和患上某一种身体疾病是一样的，像哮喘、糖尿病、高血压，或因需要而坐轮椅甚至是戴眼镜。哮喘意味着你的呼吸有问题，坐轮椅可能是因为你腿脚有问题，而戴眼镜则意味着你的眼睛有问题。和上述情况完全一样的道理，OCD是你在如何控制自己的想法、感受和行为上出了问题。在其他方面，OCD也与其他疾病很相像。像哮喘一样，OCD是一个你可能需要花很长时间去处理的问题。在未来，当你生病、压力太大，或发生重大变故时，有些OCD症状可能还会复发。

环境的决定因素

OCD有时候也同发生在你或你认识的其他人身上的真实事件有关。例如，在电梯里的受惊经历使一些人害怕电梯。在有些案例中，无论什么时候，当他们需要坐电梯甚至需要看到电梯时，他们都需要做一些如祈祷、数数或其他事情的仪式动作，以摆脱糟糕的感觉。

OCD 的行为概念化

你知道吗？你的仪式化行为做得越多，想做这些行为的愿望就会变得越强烈。那是因为你其实教会了你的身体和你自己，无论什么时候，只要感到焦虑，就做仪式化行为。

在这个问题上，你应该介绍和讨论图0.1，即强迫思维——强迫行为的循环（见第7页）。

通过CBT，你将学会无须做仪式行为就能摆脱你的焦虑（或其他糟糕感觉）的方法。你越是忍住而不向你的OCD屈服，它的影响就会越小。到治疗结束时，我们希望

17

你的 OCD 不再让你烦恼。

家庭决定因素

证据显示，OCD 有在家人中蔓延的趋势。但是，治疗师需要解释，尽管它可能在家人中蔓延，但 OCD 不是父母或患者的错，并不是患者或其父母造成的。把 OCD 和患者分开，讨论指向 OCD 引起的愤怒、挫折、痛苦，而不是指向患者或其他家庭成员是重要的。

讨论 ERP 治疗的基本原理，包括"适应"的概念

我们想帮助你控制你的 OCD，从而使你在不必要时就不会感到焦虑或"讨厌"。记住，你的 OCD 就像一个虚假的火警，即使在没有火灾的情况下也会让你感到担心。但是，为了让你不再担心，你必须不断地去听火警，从而明白这些火警没有什么了不起的。这很像 CBT 治疗。我们帮助你去做一开始让你感到有点不舒服或焦虑的事情——我们称之为暴露——但是你会很快适应它，并认识到不需要为它而焦虑，而且你的身体和心理都将不再感到心烦或"讨厌"。

游泳池的类比

这就像当你一开始把你的脚趾放到游泳池时会感到非常冷。但几分钟之后会怎么样呢？（鼓励孩子作出回答）对呀，我们的身体会习惯水温，并开始感到舒服。在 CBT 治疗中，你和我将会提出一系列使你感到焦虑，并让你觉得需要做仪式行为的事情。我们会从对你来说最容易的而且只引起你一点点焦虑的事情开始。当你在比较容易的事情上练习了一段时间之后，我们再慢慢地转向那些难度更大的事情。让我们向你展示它是如何起作用的，以及我们该

如何去记录它。

现在你应该解释这些焦虑适应图表（图1.1、图1.2、图1.3）。要注意的是，尽管大多数的年轻患者对OCD的体验是焦虑，但对其他人来说，这种体验可能是厌恶、"呕心"、某些"就是不对劲"的东西，或者可能是其他情况。治疗师应在以后的治疗中使用孩子的说法（如果不是焦虑）。

当你有一种强迫想法并且焦虑上升时，做仪式行为会使你的焦虑降低，而且感觉更好。这一图表显示了你的焦虑如何上升和下降（图1.1）。

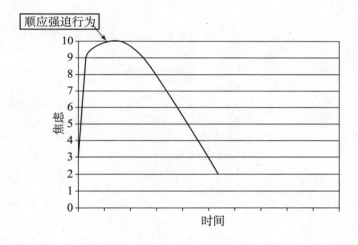

图1.1　ERP治疗如何起作用（1）

如果你有那种想法（如，污染），并且不做你的仪式行为（如洗手/擦拭），你认为会怎么样呢？（鼓励孩子作出回答）OCD可能让你认为你的焦虑会越来越高，并且不会停下来，但实际上这不是真的。像大多数人一样，你的焦虑将会自动消失，尽管它自动消失的时间比你做仪式动作让它消失的时间要长一些（图1.2）。你曾经碰到过想做仪式行为而不能做的情况吗？发生了什么？（鼓励孩子作出回答）你做的抗拒练习越多，你就越能认识到不会发生糟糕的事情，糟糕的感觉也会消失得越快（图1.3）。所以，抗拒仪式行为的练习你做得越多，你的OCD想法就会消失得越快。如果你做了足够多的练习，我们就有信心让你的

OCD 想法彻底消失。

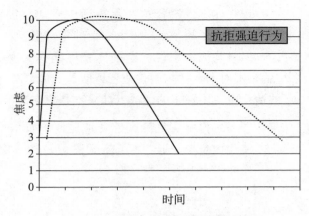

图 1.2　ERP 治疗如何起作用（2）

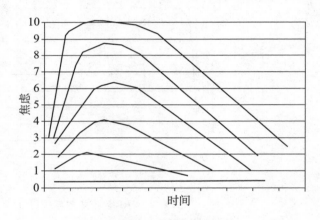

图 1.3　ERP 治疗如何起作用（3）

行为的奖励方案

　　告诉患者及其家人，进行 OCD 的治疗，或与 OCD 作斗争，有很多工作要做，很多家庭使用奖励的方式向患者表明他们有多么欣赏他或她付出的努力。奖励可用于多个目的，包括强化对会谈的参与、尝试或完成会谈中的任务和布置的家庭作业。需要强调的一点是，给予的奖励是因为患者尝试或完成了暴露，而不是因为他/她报告了焦虑水平的降低。这是为了将报告虚假改善等级的可能性减至最小。使用配套的工作手册中的奖励方案模板，与患者及其家人一起通过头脑风暴来确定可能的奖励（邮票、汽水、CD、杂志等等）。

监控 OCD 症状

在会谈的这一部分你要教你的患者如何监控 OCD 症状，如何在自助手册的"我的症状日记"中记录强迫思维/强迫行为及其发生的情境。在患者的帮助下，选一到两个症状在将来的一周里进行监控。目标症状应该是突出的（即，频繁地发生，并导致痛苦/冲突），但是不能太过频繁以至于难以监控。用选定的症状向患者展示如何使用自助手册中的日记。图 1.4 是一个完成了的日记样本。**注意：在下次会谈中，患者将开始记录 OCD 温度计等级（见图 2.1）。**

家庭作业

✎ 指导儿童/青少年完成儿童耶鲁-布朗强迫思维—强迫行为量表症状自我检核表（Children's Yale-Brown OC Scale Self-Report Symptom Checklist，CY-BOCS），并在下次会谈中带着它。**注意：这个表格也可由父母和/或孩子在第一次治疗会谈之前完成，并在会谈开始的症状回顾中用于帮助指导关于孩子 OCD 症状的讨论。CY-BOCS 见附录，可复印。**

✎ 指导孩子使用工作手册里的"我的症状日记"监控选定的强迫思维/强迫行为。

✎ 要求家庭成员拟定一个可行的奖励方案，并在下周带到会谈中来（可参考自助手册中的行为的奖励方案）。

我的症状日记

这个日记将帮助你记录你在治疗期间讨论的一些 OCD 症状。请在每次你觉得像是有这一症状、每次确实有这一症状的时候作记录，并对这一症状作出 OCD 温度计评估。如果你的症状发生得过于频繁而不能每次都进行评估，那么你的治疗师会和你确定一个特定的时间段来作记录。

症状 1：害怕触摸浴室的门把手

日期	时间	强迫思维（或担心）	强迫行为	OCD 温度计（0—10）
10.4	上午 9:00	细菌，会生病	用袖子整着开门	8
10.5	上午 9:30	细菌，会生病	开门后洗手	6
10.5	上午 12:20	细菌，会生病	开门后洗手	7
10.6	上午 11:15	细菌，会生病	开门后洗手	7
10.7	上午 8:20	细菌，会生病	使用其他浴室	9
10.7	下午 3:45	细菌，会生病	使用其他浴室	6
10.7	下午 9:15	细菌，会生病	用袖子整着开门	8
10.8	下午 9:25	细菌，会生病	开门后洗手	7
10.8	下午 5:15	细菌，会生病	开门后洗手	8

图 1.4 填写完毕的"我的症状日记"样本

第二章

第二次会谈：创建一个症状等级体系/心理教育

所需材料

- OCD 温度计
- 完成的 CY-BOCS
- "我的症状清单"
- "我的症状日记"

会谈提纲

- 回顾家庭作业和过去一周发生的事
- 回顾 OCD 的定义和治疗程序
- 介绍 OCD 温度计
- 回顾患者及其父母之前填写的 CY-BOCS
- 向儿童/青少年解释症状等级体系，并和他们/她们一起用"我的症状清单"来完成它
- 继续探讨 OCD 是如何影响个体和家庭功能的

23

回顾

在会谈的开始，回顾过去一周所发生的事，包括：

■ 所有重要的环境事件。
■ OCD 症状，及其对学校、社会和家庭功能的影响。

让每一个家庭成员叙述自上次会谈之后发生的一件有积极意义的事。

家庭作业回顾

遵从家庭作业的任何行为都应该受到奖励。

对患者遵从家庭作业的行为予以奖励，对于没有遵从作业安排的患者，帮助其解决相关问题，并鼓励他/她在接下来的一周内遵守作业规定。

回顾家庭对行为奖励方案的计划，写出或用图表描述出特殊的要求和强化刺激。重申给予奖励是基于为了暴露而付出的努力和所做的工作（在会谈期间和会谈之外的练习），而不是基于症状或 OCD 温度计的等级。

回顾 OCD 的定义和 ERP

回顾患者及其家人在第一次会谈中记住的内容，并纠正或更新任何残存的误解或忘记的材料。

OCD 温度计

你可以使用下面的对话范例向你的患者介绍 OCD 温度计（图 2.1）：

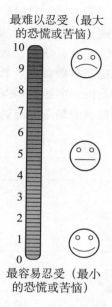

最难以忍受（最大
的恐慌或苦恼）

最容易忍受（最小
的恐慌或苦恼）

图 2.1　OCD 温度计

　　OCD 温度计就和一个常规的温度计一样，只不过它测的是你的 OCD 让你感觉如何，而不是温度。

　　数字越大表示感觉越糟糕或越焦虑，10 是你曾有过的最差的感觉。而数字越小则表示你感受到的 OCD 焦虑越少，0 表示完全没有糟糕的 OCD 感觉。你能给我举一些会让你温度较低的事例吗？中等温度的呢？高温的呢？我们将用 OCD 温度计来评估你的 OCD 症状——从引起最小的苦恼到引起最大的苦恼。

回顾 CY-BOCS 和创建一个症状等级体系

　　与孩子一起回顾 CY-BOCS（由患者及其父母在第一次会谈之前完成，或在第一次会谈之后作为家庭作业完成）。回顾每一次积极的反应，以确保描述的症状和 OCD 一致。还要问到其他尚未确认的症状，以确保包括了所有可能的症状。

　　在 OCD 温度计上根据预期的暴露困难对孩子的每一个症状的等级进行赋值。

在工作手册中的"我的症状清单"上，使用这些等级来给症状排序，建立一个症状等级体系。图2.2是一个具有基线等级的症状等级样例。**注意：大多数年龄小的孩子需要在父母的帮助下完成症状等级体系。相反，大一点的孩子可能不想让他们的父母参与他们的这项练习。在开始这项程序之前，患者与其父母需要就父母是否参与这一问题进行协商。**

我的症状清单

姓名：＿＿＿＿＿＿＿＿＿＿＿＿＿＿＿＿＿＿＿＿＿＿＿＿＿＿＿

OCD 温度计等级

日期	08. 15				
会谈次数	1				
症状					
检查家庭作业，数字对齐	3				
检查家庭作业，字母紧凑	3				
检查，确认我在页面上没有留空白	4				
检查学校作业，确认在页面上没有弯曲的线条	6				
触摸浴室门把手	7				
淋浴，边洗边数数	8				
淋浴，从上到下地洗	9				
就寝仪式，说5遍"晚安"	10				

图 2.2　填写完毕的"我的症状清单"样本，列表中显示了症状等级和基线等级

症状等级的基本原理

从填写完毕的"我的症状清单"表格中选择等级最低的"有意义的"症状作为下次会谈中 ERP 最初的潜在目标。

我们将使用这一列表来决定每次会谈中要处理哪些症状。我们将从对你影响最小的事情开始，依此类推，一步一步地，直到越来越难。这就像进游泳池一样。首先，你

把脚趾放进去，适应后让水没至膝盖，感到舒服后再入水更深一些。我们俩一起来决定处理症状的顺序。你不必做任何对你来说过于困难的暴露。换句话说，你不必马上就让池子里的水漫过你的腰部。你可以一直等到你的脚趾、脚底和腿在水里都舒服了之后再这样做。到那时，让水漫过腰部以上可能就不再显得那么困难或令人惊慌了。

OCD 对个体和家庭功能的影响

在接下来的会谈期间，我们收集多个功能领域受到损害的实例作为一种动机援助。这对于反驳患者或其他家庭成员对疾病的否认也是重要的。

- 让患者讨论他或她的 OCD，及其现在如何影响他或她的生活。
- "患有 OCD 让你感觉怎么样？"
- "在学校时，它是如何妨碍你做事情的？在家里时呢？和朋友们或其他人在一起时呢？"
- 从其他家庭成员中收集相似的信息。
- 评估家人对患者的 OCD 在学校、家里以及与朋友或其他人交往中对患者功能影响的感知。
- 确定家人对患者的 OCD 在学校、家里以及与朋友或其他人交往中对家庭功能（单独的和整体的）影响的感知。

家庭作业

✎ 指导孩子在工作手册中"我的症状日记"上对其选定的 ERP 目标症状进行自我监控。

第三章

第三次会谈：开始 ERP/挑战消极假设

仅与孩子进行的会谈

所需材料

- OCD 温度计
- ERP 练习表

会谈提纲

- 回顾家庭作业和过去一周发生的事
- 解释和说明 OCD 温度计等级图
- 从症状等级体系（"我的症状清单"）的低等级中选择一个初级的"有意义的"暴露项目，并且在真实图表（vivo graphing）中开始 ERP
- 为家庭会谈做准备
- 布置并安排下一周的家庭练习

回顾

在会谈的开始，回顾过去一周所发生的事，包括：

- 所有重要的环境事件。
- OCD 症状及其对家庭生活、学业和社交活动功能的影响。

让孩子叙述自上次会谈之后发生的一件有积极意义的事。

家庭作业回顾

遵从家庭作业的任何行为都应该受到奖励。

对患者遵从家庭作业的行为予以奖励，对于没有遵从作业安排的患者，帮助其解决相关问题，并鼓励他/她在接下来的一周内遵守作业规定。

解释 OCD 温度计等级图

对于年龄小的孩子，用彩色图表绘制 OCD 温度计等级；对大一点的孩子，可以用一般的纸张或方格纸来绘制，这样就可以让他们把自己对焦虑的适应形象化。

这些等级将帮助你认识到你的糟糕感觉/焦虑一开始是上升的；但是，随着时间的推移，糟糕的感觉将会迅速下降。通过看这些图表，你能看到自己的进步。

选择一个较低等级的项目进行初期暴露

一般来说，最初的暴露应该包括一个具体可见的行为（如，洗手、敲打、反复、检查），这个行为只会导致轻微的焦虑，且在会谈中容易反复出现。简单可见的行为最好，因为治疗师更容易说明暴露的机制（如，**"我想让你只摸一次门把手，然后坐回来不再碰它"**），并确保患者能这样做。一开始以引起轻微到中等程度焦虑的项目为目标，以增大成功适应的可能性和早点缓解有意义的症状。初期的成功是维持高水平动机——越来越难的暴露所要求的——所必需的。其他常见的暴露包括：

29

- 污染：触摸一个有细菌的、脏的或被污染的东西，并忍住不洗手。

- 整理：把纸或书弄乱，并忍住不去整理或不以某种次序重新排列它们。

- 反复：把一个东西敲一次，并忍住不敲第二次。

- 反复阅读或书写：读一本书中的一句话或一段话而忍住不重读（读了一次后马上合上书本），或把一句话或单词写得非常乱而忍住不擦掉。

- 检查：完成学校里的一次作业而不去检查错误（合上笔记本或者把这页纸折起来）。

- 反复：在门口只通过一次，然后坐在一张椅子上。

科学家类比

使用科学家的类比对可能的暴露失败进行预防。

我想让你帮我确定用哪一种暴露作为开始最好。有时候，使孩子在家或学校里感到焦虑的东西却不会使他们在办公室里感到焦虑。所以我们需要进行不同的尝试，找出最适合你自己的那一个。这就像我们检验一个假设或思想时所做的实验一样。

最初的暴露和反应阻止

一般来说，暴露越逼真，越容易得到理想的结果。在整个暴露期间，治疗师要一直鼓励患者接触会使他自己害怕的刺激物。用 OCD 温度计评估焦虑（或痛苦、不适等等）等级，一开始每 30 秒一次，而后随着暴露的进展降低评估的频率。在提供的 ERP 练习表中绘制焦虑等级图表。由于你在会谈期间会经常使用这一表格，你可以从本书复印或从对应的网站（www.oup.com/us/ttw）下载数份。

注意，当焦虑等级开始下降时，要告知患者，这种下降已说明治疗正在起作用，就像你在治疗之初所讨论的那样。（这有助于回顾第二次会谈中的图 2.3）对孩子进行充分的鼓励，以及对其在忍住不做仪式行为而付出的努力进行表扬是重要的，但是必须注意不要给患者保证，因为这种保证会强化患者对不做仪式行为所产生的消极结果的恐惧。

- 适当的表扬和鼓励："你做得很好。""我真的为你感到自豪。""哦，这一次你的焦虑下降得更快了！这就意味着你变得越来越强大了，而你的 OCD 变得越来越弱小了。"
- 不适当的保证："没关系，这些细菌不会伤害你的。""不用担心，即使你没有多次检查你的家庭作业，你在学校里仍然会表现得很好。"

每次的试验都要持续到患者的 OCD 温度计等级回落到基线水平或至少减到基线的一半。我们提供了三个典型的已完成的 ERP 练习表的样本（图 3.1～图 3.3）。

为了实施暴露试验，治疗师通常需要模仿或塑造患者的理想行为。例如，果冻/果酱能够用于处理洗手/污染相关症状的初期暴露。在那样的情况下，可以用下列对话来说明治疗师对暴露试验的模仿和塑造：

为了告诉你怎么做，我也会把一些果冻涂在我的手上。看着我的手。即使它们非常黏了，我仍然能够忍住不去洗。你也可以做到的。让我们试试吧。

或者，

你为何不可以在开始的时候只弄一点点果冻涂在你的一个手指上呢？在你的焦虑开始下降的时候，我们再在你的手上多涂一点。

使用类比来说明暴露的基本原理：

尽管故意把果冻涂在你的手上显得有点愚蠢，但这就像学习弹奏一种乐器和学习使用刻度尺一样。当然，你绝不会在独奏会上弹奏刻度尺，但是练习使用它们有助于你在实际生活中的演出。

暴露开始之后，要指导患者无论是否在治疗中都不要对那种刺激做出仪式行为。尽管要鼓励患者抵制想要做各种强迫行为的诱惑，但是不要明确禁止患者对等级更高的刺激做出强迫反应。

ERP 练习表

姓名：_____ 日期：_____

症状：_____

_____

_____

暴露：_____

_____

_____

_____

对抗 OCD 思维的方法：_____

_____

_____

_____

_____

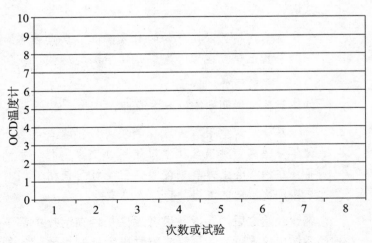

姓名：_____ 日期：_____

症状：英语作业的书写需要对齐并且笔直，否则我就会不及格，并且绝对上不了大学。

暴露：在我的作业本上至少写一个弯曲且不对齐的句子。

对抗 OCD 思维的方法：如果我写弯了，没什么大不了的；那只是我的 OCD 说的。写得很完美花了那么多时间以至于我甚至完不成作业——那比写弯了一些单词更糟糕。

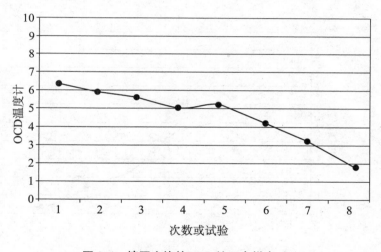

图 3.1 填写完毕的 ERP 练习表样本 (1)

ERP 练习表

姓名：_____ 日期：_____

症状：触摸浴室的门把手会让我得严重的由细菌引起的疾病。

暴露：直接用手触摸浴室的门把手（不要用衬衣袖子或毛巾垫着），开门后不洗手。

对抗 OCD 思维的方法：这只是我的 OCD 说的，这个门把手确实有点粗糙，但不会让我生病。我家里的其他人一直都在摸这个门把手，但从来也没有发生过什么糟糕的事情。

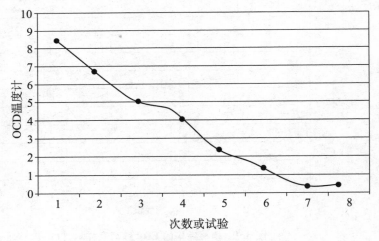

图 3.2　填写完毕的 ERP 练习表样本（2）

姓名：_____ 日期：_____

症状：*如果我在读书的时候产生了一个糟糕的想法，我就需要重读这句话直到这个想法消失；否则，就会发生不好的事情。*

暴露：*读英语书中的一段话，即使产生了一个糟糕的想法也不要停下来。如果重读的欲望太强烈了，就合上书本直到欲望降低。*

对抗OCD思维的方法：*我知道这只是我的OCD试图毁掉我的生活。有时就算不好的感觉很强烈，重读一个句子也绝不会影响某件糟糕的事情是否会发生在我身上。*

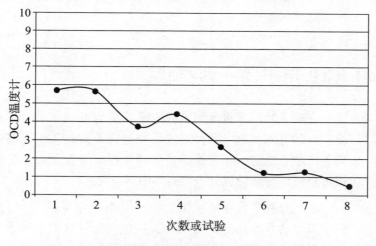

图 3.3 填写完毕的 ERP 练习表样本（3）

想象暴露

有时候，暴露在治疗情境下不可再造（如，晚安仪式行为、学校里的仪式行为），或者现场暴露导致太高的焦虑，使得患者不能进行暴露。在这些情况下，治疗师应该引导一种想象暴露，在想象暴露期间，患者可以想象自己暴露在引发焦虑的刺激中。在适应了想象暴露以后，现场暴露试验要么在会谈中完成，要么作为家庭作业布置下去。暴露越生动或越现实，它们就越能有效地产生理想结果。如果想象暴露不起作用，治疗师就应该从由症状清单产生的症状等级中选取一个产生较低焦虑的诱发刺激，或者应该使用认知重建去增强患者处理焦虑的动机。使用"科学家类比"去重新组织失败的暴露，并尽量减少患者的挫折感或内疚感。

反复将 ERP 用于同一种症状

在孩子的焦虑回落到基线水平或接近基线水平后，暴露试验应该尽可能多地以同种方式反复进行，直到孩子能够毫不感到焦虑地忍受它。随着暴露目标越来越容易忍受，治疗师可以通过慢慢增加新的成分来提高其困难程度：

好极了！你能用你的指尖触摸这个弄脏了的门把手，而你的焦虑几乎没有增加。现在让我们试试用两个手指去触摸这个门把手。现在看看你是否能用你的大拇指和两个其他手指触摸它。好极了！你的焦虑下降得可真快。我肯定，你能够用你的整个手掌抓这个门把手。

反复将 ERP 用于其他症状

在有些情况下，患者对低等级的项目很快就适应了。如果在这次会谈中还剩有足够的时间，可以对其他等级的项目实施

ERP，程序与之前描述的一样。在个人会谈结束时要留下足够的时间，以使孩子的焦虑完全回落到基线水平，并要留有时间讨论家庭作业和布置下周的家庭作业。

为家庭会谈做准备

患者和治疗师需要通过协商确定在之后的家庭会谈中对个人会谈里涉及的 OCD 症状可以谈论的确切程度，以及要进行的 ERP 活动。

家庭作业

✎ 指导儿童/青少年在家练习会谈期间引导的暴露。**注意：务必规定本周练习的次数，并提醒孩子要持续暴露直到 OCD 温度计上的评级至少降低 50%。**

✎ 让儿童/青少年使用 OCD 温度计对在家完成的 ERP 进行自我监控。

✎ 让儿童/青少年把每次暴露练习中的焦虑等级绘制成图，并在下次会谈时带来进行回顾和讨论。

家庭会谈：有关 OCD 儿童的消极归因

会谈提纲

■ 识别并处理关于 OCD 与孩子的消极或扭曲的假设和归因
■ 回顾孩子的会谈，奖励孩子付出的努力和取得的进步
■ 回顾孩子的 ERP 家庭作业，并就其遵从家庭作业的行为可获得的奖励达成一致
■ 介绍避免卷入孩子 OCD 症状的初期方针

37

回顾

在会谈开始时，回顾过去一周所发生的事，包括所有重要的事情、OCD 的严重程度，以及对个体和家庭功能的影响。

让家庭成员叙述自上次会谈之后发生的一件有积极意义的事。

探讨家庭成员对 OCD 的感觉及对孩子的影响

注意：根据孩子的年龄、成熟程度，以及家庭关系好坏的不同，有的孩子可以不必参与这个部分的讨论，或是仅参加其中特定部分的讨论。

帮助家庭成员探讨下列情绪：

■ 对不能缓解孩子痛苦的无助感
■ 对孩子做不到"停止"的挫折感
■ 对孩子操纵整个家庭的愤恨
■ 对孩子得到大量关注的嫉妒
■ 对孩子"不正常"的失望

如果你的孩子/兄弟/姐妹被诊断为糖尿病而不是 OCD，你对他/她的感觉或行为会不一样吗？什么地方不一样？为什么会不一样？

治疗师必须针对并纠正所有关于 OCD 和 OCD 患者的归因和假设。讨论家庭对治疗的期望以及这些期望是否现实。

回顾孩子在个人会谈时间里完成的 ERP 练习，并对其努力给予奖励

让孩子叙述他/她在个人会谈中的成功表现，如果可能的话，要让他/她证明给大家看。如有必要，治疗师可能需要鼓励

或引导家庭成员在社交方面奖励孩子付出的努力。尽管很多年龄小的孩子愿意完全透露症状和治疗行为的内容和范围，但大多数年龄较大的孩子只愿意向他们的家人透露有关治疗的一般信息。

复核下周的家庭作业和奖励方案

让孩子叙述下周的家庭作业。只要可能，无论什么时候都要有意识地限制家人对患者个体家庭作业的参与，以培养患者的控制感，并尽量减少进一步的亲子矛盾。这在治疗的早期阶段或对于没有父母的监督就不能完成家庭作业的年龄较小的患者来说并不总是切实可行。治疗师、孩子和其家庭成员应该一起协商有关家人参与家庭作业的问题。治疗师还必须和家庭成员一起复核行为的奖励方案，以使大家都清楚什么该奖励以及奖品是什么。

介绍家庭避免卷入孩子的 OCD 行为的方针

在治疗的这个时间点上，首先要指导家庭成员重新应对孩子与 OCD 有关的要求：

那听起来像是你的 OCD 说的。你真的相信，如果你不马上做那件事就会有某种糟糕的事情发生吗？

如果孩子坚持，家庭成员就要附和这一要求，以便营造一种更放松的家庭环境，并尽量减少已有的与 OCD 症状相关的家庭矛盾。这种情况将随着治疗的进展而发生改变。在下周，当家庭成员被要求参与 OCD 相关行为［如，寻求保证（reassurance seeking）、污染回避］时，他们要这样说：

这听起来像是你的 OCD 说的。由于你尚未学会如何处理这一症状，我现在同意你的看法。但是，随着你在治疗中的改善，我将再也不能帮助你了。

家庭的家庭作业

✎ 让每个家庭成员都使用之前描述过的避免卷入程序。

✎ 如果可行，让每个家庭成员都改变一种针对孩子的消极行为。

第四章

第四次会谈：认知重建/减少自责

仅与孩子进行的会谈

所需材料

- 儿童/青少年用总体改善程度评估表
- 父母用总体改善程度评估表
- 临床医生用总体改善程度评估表
- ERP 练习表

会谈提纲

- 回顾家庭作业和过去一周所发生的事
- 过去一周中所获得的总体改善程度评估
- 回顾认知应对策略
- 根据症状等级体系继续进行 ERP
- 为家庭会谈做准备
- 布置并安排下一周的家庭练习

回顾

在本次会谈的开始，回顾过去一周所发生的事，包括：

41

■ 所有重要的环境事件。
■ OCD症状及其对家庭生活、学业和社交活动功能的影响。

让孩子叙述自上次会谈之后发生的一件有积极意义的事。

家庭作业回顾

遵从家庭作业的任何行为都应该受到奖励。

对患者遵从家庭作业的行为予以奖励，对于没有遵从作业安排的患者，帮助其解决相关问题，并鼓励他/她在接下来的一周内遵守作业规定。

完成患者、父母和临床医生的总体改善程度评估表

患者、父母和治疗师将分别完成儿童/青少年用总体改善程度评估、父母用总体改善程度评估和临床医生用总体改善程度评估诸表。这些表使治疗师能够从多个角度系统地检测治疗进程，内容见附录。你可以从本书中复印这些表，也可以从相应的网址 www. oup. com/us/ttw 中下载。

认知应对策略（包括认知重建）

将认知重建用于整个治疗过程，可以帮助患者"远离"他们的 OCD 症状，以便在提高动机的同时，能够处理暴露和反应阻止期间的过度焦虑。通过这些方法，教会孩子们以更现实的方式识别和看待他们自己的强迫思维、欲望和感觉。

以下是帮助孩子看待其强迫思维的技巧范例：

■ 鼓励孩子估计可怕结果发生的可能性。例如，可以用以下的方法去鼓励一个因为害怕生病而不敢触摸门把手的孩子：

如果你触摸这个门把手，你生病的机会/可能性是

多少？

　　有多少人触摸了这个门把手而没有生病？

　　触摸这个门把手的所有人都生病了吗？

　　我每天都触摸这个门把手，但我没有生病。

■ 鼓励孩子重新评定OCD症状。例如：

　　如果我不去检查那把锁，也不会有什么糟糕的事情发生。那仅仅是我的OCD说的。

■ 通过重新评定强迫思维，鼓励孩子去"打击"或"对抗"OCD。例如：

　　那只是我的OCD说的，如果我检查这把锁，我的OCD就会变得更强大，并获得胜利。

　　帮助孩子对OCD有更多的控制感，使其感觉自己比OCD更强大是非常重要的，因为这会给孩子动力，并强化暴露和认知重建。根据孩子的年龄，鼓励孩子用有趣的名字称呼他/她的OCD通常是有帮助的。对年龄小的孩子来说，无论是孩子控制着OCD，还是OCD控制着孩子，让孩子画出自己心目中的OCD的画像是有用的。然后，孩子可以踩、揉搓、乱涂、丢弃手中的这幅OCD画像，或者采取任何其他有利于提高其对OCD症状控制感的行为。鼓励孩子控制OCD的另外一种方法是，要患者将OCD的消极想象形象化，然后画出一幅OCD被他/她本人或是其他方式缩小或毁坏的图画。这个练习可以通过让孩子想象自己拥有打败OCD的超强能力而增强效果。

暴露加反应阻止

　　从患者完成的"我的症状清单"中选择下一个等级项目，并像前一次会谈中所描述的那样，让其完成ERP。研究发现，暴露越逼真，越能产生理想的结果。在整个暴露期间，鼓励其接触自己所害怕的刺激的同时，还要在会谈中结合前述的认知应对和鼓励策略。

　　尽管治疗师应该避免向孩子保证（如，"门把手上没有任何细菌，所以不用担心，你不会生病"），但是还是应该鼓励孩子

第四章　第四次会谈：认知重建/减少自责

使用他/她的应对想法去挑战所选定的强迫症状。

病例讨论

在以下对话中，T 代表治疗师，P 代表患者。

T：你做得很好。还记得我们刚刚谈及的有关人们因为触摸门把手而生病的话题吗？

P：是的，我们谈到小孩子是如何在学校里每天可能触摸门把手 1000 次，而我从没听说过任何一个人因此而生病。

T：所以你能告诉我，你正在感到害怕的是什么吗？

P：那仅仅是我的 OCD 说的，如果我想变得更好，我就不能屈服。

T：完全正确，你正在做一件非常棒的事。我真的为你感到骄傲。

一开始，治疗师应该继续每 30 秒测一次患者的焦虑等级，然后，随着暴露的进展，测评频率逐渐减少，并且在 ERP 练习表上绘制孩子的焦虑等级。注意，当焦虑等级开始下降时，要利用这种下降让孩子知道治疗正在起作用，就像你在治疗开始时所讨论的那样（正如图 1.3 中的举例说明和第一次会谈中所讨论的）。每个暴露试验持续到患者的 OCD 温度计等级回落到基线水平，或至少降低到基线的 50％就可以调整暴露，必要时可使用治疗师塑造和认知重建。根据孩子对最初的暴露目标的焦虑适应速度，可能需要针对等级更高的项目进行额外的暴露试验。不管怎样，在治疗结束时，留出足够的时间使孩子的焦虑回落到基线水平和布置每周的家庭作业是重要的。随着暴露目标变得越来越容易忍受，治疗师可以通过增加新的成分提高暴露的难度。

为家庭会谈做准备

患者和治疗师需要通过协商确定在之后的家庭会谈中对个人会谈里涉及的 OCD 症状可以谈论的确切程度，以及要进行的

ERP 活动。

家庭作业

✎ 指导儿童/青少年在家里练习会谈时引导的暴露。**注意：务必规定本周练习的次数，并提醒孩子要持续暴露直到 OCD 温度计上的评级至少降低 50%。**

✎ 让儿童/青少年用 OCD 温度计对在家完成的 ERP 进行自我监控。

✎ 让儿童/青少年把每次暴露的焦虑等级绘制成图，并在下次会谈中带来进行回顾和讨论。

家庭会谈：继续心理教育/减少责备

会谈提纲

■ 继续有关 OCD 的心理教育，以便进一步将家庭的自责感、内疚感和愤怒感减至最低
■ 回顾孩子的会谈，奖励孩子付出的努力和取得的进步
■ 回顾孩子的 ERP 家庭作业，并就其遵从家庭作业的行为可获得的奖励达成一致
■ 就如何使孩子继续摆脱 OCD 症状的困扰进行协商

回顾

在会谈的开始，回顾过去一周所发生的事，包括所有重要的事件、OCD 的严重程度，以及对个体和家庭功能的影响。

让家庭成员叙述自上次会谈之后发生的一件有积极意义的事。

继续进行心理教育

注意：根据孩子的年龄、成熟程度，以及家庭关系好坏的不同，有的孩子可以不必参与这个部分的讨论，或是仅参加其中特定部分的讨论。

使用心理教育和认知重建继续挑战父母和兄弟姐妹的自责感、内疚感或愤怒感。回顾在之前会谈中介绍的 OCD 类比（如，洞穴人、火警），并提供更多有关 OCD 病因学的信息，包括对习得和遗传理论的解释，这些理论会在接下来的部分进行讨论。

回避和强化

当 OCD 使人感到焦虑时，他/她就可能开始回避某个情境或目标（如，作业、浴室、人行道上的裂缝）。这样孩子就不能体验到这种情况或目标的无害性，因此其焦虑会上升，并伴有未来回避这种情境或目标的倾向。

消极强化

例如，当一个孩子寻求过分的保证，而父母适当地拒绝给予时，孩子的行为可能会增多（如，发脾气、叫嚷、增加和反复要求保证）。然后，如果父母妥协，给予安全感，那么父母和孩子的行为都得到了强化。也就是说，父母被孩子消极行为的减少所激励，而孩子得到了他/她想要的。用这种方式强化的行为在将来会更经常地出现。那就是，孩子会继续通过情绪爆发去得到他/她想要的保证，或者他/她需要的 OCD 表现，而父母会顺从地去安抚孩子。在这个意义上，分离的缺失确实促进了孩子症状的持续。这就是为什么分离是 OCD 的家庭治疗中如此重要的一部分。

考察其他家庭成员是否存在 OCD 或 OCD 症状，并将其与遗传和学习理论相联系。解释为什么 OCD 经常在家族中蔓延，并表现出基因和环境的相互作用，而不仅仅是一种"行为问题"。描述环境因素（尤其是压力）在诱发和加剧症状中的作用。再次强调，尽管家庭因素可能使 OCD 恶化，但父母不会导致 OCD，OCD 不单单是一种习得行为，而且也不是孩子的错。

回顾孩子在个人会谈时间里完成的 ERP 练习（包括认知干预），并对其努力给予奖励

让孩子叙述他/她在个人会谈中的成功表现，如果可能的话，要他/她证明给大家看。家庭要对孩子的这些努力予以认可。孩子还应该描述（如有必要，治疗师给予帮助）在个人会谈期间学习到的认知重建和应对策略。所有的家庭成员应该采纳和使用这些技术去帮助孩子对抗他/她的症状。

与家庭协商避免卷入孩子的 OCD 行为

回顾上个星期作出的避免卷入努力和解决的问题。在大多数情况下，家庭避免卷入努力与孩子个体的 ERP 紧密结合。当一个症状在个体治疗或布置的家庭作业中被处理时，要在家庭会谈中介绍它，并与家庭协商如何避免卷入这一症状。只有症状影响其他家庭成员时（如，寻求保证或要求帮助修饰、穿衣、做家庭作业）才用这种方式处理。当一个要求被提出来时，家庭成员要继续鼓励孩子重新标注行为并将其重新归因。包括以下一些例子：

那听起来像是你的 OCD 说的。

你真的相信，如果你不马上去做，就会发生某些不好的事情吗？

47

你的 OCD 使你立刻产生这种感觉的机会有多大？

记住，如果你马上去做，（孩子对 OCD 的称呼）就会越来越大（或更强大或获得胜利）。

如果孩子坚持，家庭成员不要采取强硬措施，而应冷静地拒绝其要求，并在治疗会谈期间重新作出达成一致的安排。所有家庭成员的敦促和避免卷入要努力以一种冷静、情绪中立，但支持的方式来进行，这是至关重要的。

复核下周的家庭作业和奖励方案

让孩子叙述下周的家庭作业。孩子、治疗师和家庭应协商确定家庭应如何参与孩子的家庭作业，以及如何奖励孩子遵从作业规定的行为。

家庭的家庭作业

✎ 每个家庭成员应该在未来的一周里和孩子使用至少一次认知策略［如重新标注和重新组织］，并且应该鼓励孩子也这样做。例如：

重新标注："那听起来像是你的 OCD 说的。"

重新组织："你真的相信，如果你不做就会发生不好的事情吗?""如果我们立刻那样做，就会帮助（患者对 OCD 的称呼）变得更强大。"

第五次会谈：处理强迫思维/家庭对 OCD 的反应

仅与孩子进行的会谈

所需材料

- ERP 训练表格
- "我的症状清单"
- 图 5.2　OCD 连续统

会谈提纲

- 回顾家庭作业和过去一周中所发生的事
- 再次评估患者完成的"我的症状清单"上的症状等级项目
- 根据症状等级体系继续 ERP
- 再次回到孩子对 OCD 的实体想象和与之作斗争的认知策略中
- 回顾针对强迫思维症状（如有说明）的处理方法
- 为家庭会谈做准备
- 布置并安排下一周的家庭练习

回顾

在会谈的开始，回顾过去一周所发生的事，包括：

■ 所有重要的环境事件
■ OCD 症状及其对家庭生活、学业和社交活动功能的影响

让孩子叙述自上次会谈之后发生的一件有积极意义的事。

症状等级体系的回顾

使用 OCD 温度计对完整的"我的症状清单"（图 5.1）中的症状等级进行审查，从而确定各症状当前的严重等级。一般而言，这一练习应该在每两次会谈中重复一次，根据清单上所包含症状的多少，整个过程应该不超过 5～10 分钟的时间。注意，不是对每个症状都进行详尽的讨论，这一点很重要。回顾的目的是为了向孩子显示改善的具体证据（任何症状焦虑等级的降低），或者明确造成症状等级没有下降的可能的治疗困难（如，不能完全遵从家庭作业的安排，由于过早停止暴露而使焦虑适应的完成变得更困难，替代性的其他仪式行为代替了反应阻止的目标仪式行为）。

在治疗的早期，期望作为第三次和第四次会谈以及家庭作业练习的目标（特殊的症状或各种症状）的等级降低是合理的。如果真是如此（即使只有很少的降低），也应该作为证据向孩子指出，治疗正在起作用，孩子应该因为在治疗中如此努力而被赞赏。治疗师和孩子应该一起解决家庭作业中遇到的任何困难。

姓名：_____

日期	08.15	09.20			
			OCD 温度计等级		
会谈次数	1	5			
症状					
检查家庭作业，数字对齐	3	1			
检查家庭作业，字母靠紧	3	2			
检查，确认我在页面上没有留下空白	4	3			
检查学校作业，确认在页面上没有弯曲的线条	6	5			
触摸浴室门把手	7	7			
淋浴，边洗边数数	8	9			
淋浴，从上到下地洗	9	9			
就寝仪式，说5遍 "晚安"	10	9			

图 5.1　填写完毕的 "我的症状清单" 样本

等级体系中更高等级的症状虽然尚未经过 ERP 的处理，但其焦虑等级会从基线水平上下降也是有可能的。这可能说明孩子将其从以前目标症状中习得的对抗 OCD 的策略推广到了那些尚未专门处理的症状中。如果是这样，也应该用孩子生活中的例子向他/她指出来，并使之对自己打败 OCD 的能力充满信心。

我们甚至都还没开始处理你的检查仪式行为，它就已经下降到了 5！你还记得吗？当你第一次进来时，你评估的等级是 6。这种下降说明你变得越来越强，而你的 OCD 变得越来越弱了。这也会使你在以后的治疗中处理更困难的症状时变得更容易，因为当我们处理你的症状列表中的那一部分症状时，它们不再是那么困难。这就像学习做其他事情一样——像弹钢琴。当你刚开始学习时，你只能弹非常简单的歌曲，想用两只手一起弹一首歌曲似乎是不可能的。但是当你练习一段时间后，你就能弹之前认为不可能会弹的歌曲了。

第五章　第五次会谈：处理强迫思维/家庭对 OCD 的反应

51

家庭作业回顾

对患者遵从家庭作业的行为予以奖励，对于没有遵从作业安排的患者，帮助其解决相关问题，并鼓励他/她在接下来的一周内遵守作业规定。

暴露加反应阻止

结合之前会谈中描述的认知重建和鼓励技术，使用 ERP 练习表继续对等级体系中更高等级的项目进行 ERP 练习。尽管认知重建的使用一般要依赖孩子的年龄和认知发展水平，但是在处理引发更多焦虑的症状中，多数年轻人发现这些技术特别有用。尽管认知重建几乎总是作为 ERP 的一种附属而不是一种替代物在使用，但是随着暴露的困难程度的加大，这些技术所起的作用通常也被认为会加大。根据孩子对最初的暴露目标的焦虑适应的速度，可以针对更高等级的症状进行其他的暴露。不管怎样，在会谈结束时，为孩子的焦虑回落到基线水平留下足够的时间是重要的。

强迫思维

一般而言，在治疗的开始阶段，不主张将目标锁定在主要的强迫思维症状上，尤其是有关性、攻击或类似性质的症状。这样的症状几乎总是与巨大的痛苦有关，而且紧靠症状等级体系的顶端。另外，如前所示，简单可见的行为（如，敲打、重复、检查、洗手）由于更容易完成和监控，所以也更可取。但是，指导针对主要强迫思维症状的暴露的基本原理和方法同那些针对更显而易见的行为所进行的暴露是相似的，包括心理教育、产生回击强迫思维中可怕方面的应对想法和逐渐暴露。

心理教育

你知道每个人都会有令人烦恼的和不想要的想法吗？实际上，没有 OCD 的人也有与 OCD 患者同样类型和数量的想法。最大的区别在于，没有 OCD 的人不去注意这些可怕的想法，而 OCD 患者却会注意。大多数人不会被可怕的想法弄得心烦，而是仅仅把这些想法当作一种背景噪音——就像电视就在某个地方，但你不会去看它一样。你可能听到声音，但大多数时候你甚至不知道它在说什么。不幸的是，OCD 患者对他们自己的想法更敏感，并且很难忽略它们。

认知重建

认知重建对主要的强迫思维症状尤其重要。正如第四章所讨论的，重组和重构的想法帮助孩子远离自己可怕的想法，教会患者以一种更现实的方式去认识和重新标注自己的强迫想法。例如，一个有着伤害婴儿弟弟的强迫想法，且又有查看其是否安好或回避他的强迫行为的患者可能会产生以下应对想法：

■ 根据 OCD 对症状进行重新组织："他不会发生什么不好的事情，那只是我的 OCD 说的。""我的 OCD 使我产生这种感觉的机会有多大？"
■ 通过对强迫想法进行重组来打击或反抗 OCD："如果我检查或回避他，我的 OCD 就会赢。"
■ 评估可怕结果发生的可能性："我每天都看到我的婴儿弟弟，但我以前从未伤害过他。"

在患者产生应对想法之后，开始使用暴露，包括以下内容（按照引发的焦虑从最小到最大进行排序）：

■ 写下想法/想象。
■ 大声地描述想法/想象（治疗师和/或孩子）。
■ 唱出想象（如，用熟悉的歌的曲调）。
■ 把引发焦虑的想象变成一种无聊或无害的想象（如，一支枪变成一只鞋，一个砍断脖子的人变成一个做颈部按摩的人）。

■ 制作一个描述想象/想法的循环录音带。

■ 想象执行可怕的行为、想法，或想象和/或与治疗师一起对行为、想法或想象进行角色扮演或演出。

这些暴露中的每一项都应该被指导，直到产生恰当的适应（如前所述）。根据强迫思维的性质和严重性，使用想法停止（即，插入一个停止符号代替闯入的强迫思维）或者苦恼时间（即，留出一个固定的时间考虑闯入性的想象、想法或苦恼，例如在下午 6：00 拿出 15 分钟）。

继续使用认知重建和应对策略

回到孩子在上个星期中对 OCD 实体的想象。让孩子重新画出或重新想象他/她的 OCD 实体及如何将其打败。例如：把 OCD 画成弄皱了的垃圾或被痛打的怪物，把 OCD 说成是低劣的东西，以减少它的力量，并控制它。

为家庭会谈做准备

患者和治疗师需要通过协商确定在之后的家庭会谈中对个人会谈里涉及的 OCD 症状可以谈论的确切程度，以及要进行的 ERP 活动。

家庭作业

✎ 指导儿童/青少年在家练习会谈中进行过的暴露。**注意：务必规定本周练习的次数，并提醒孩子要持续暴露直到 OCD 温度计上的评级至少降低 50%。**

✎ 让儿童/青少年使用 OCD 温度计对在家完成的 ERP 进行自我监控。

✎ 让儿童/青少年把每次暴露练习中的焦虑等级绘制成图，并在下次会谈中带来进行回顾与讨论。

家庭会谈：家庭反应的频谱

会谈提纲

- 向这些患有 OCD 的儿童展示家人的反应，帮助他们/她们减轻症状
- 回顾孩子的会谈，奖励孩子付出的努力和取得的进步
- 回顾孩子的 ERP 家庭作业，并就其遵从家庭作业的行为可获得的奖励达成一致
- 就如何使孩子继续摆脱 OCD 症状的困扰进行协商

回顾

在会谈的开始，回顾过去一周中所发生的事，包括所有重要的事件、OCD 的严重程度及其对个体和家庭功能的影响。

让家庭成员叙述自上次会谈之后发生的一件有积极意义的事。

介绍儿童 OCD 的家庭反应频谱 (Spectrum of Familial Response)

注意：根据孩子的年龄、成熟程度，以及家庭关系好坏的不同，有的患者可以不必参与这个部分的讨论，或是仅参加其中特定部分的讨论。治疗师应该在从否认到妥协（from denial to enabling）的一个连续范围内描述 OCD 的普通家庭反应（图 5.2）。

讨论否认、支持和妥协的意义和例子。

- 否认：对有些父母来说，承认他们的孩子有病可能是困难的。他们或其他家庭成员对OCD具有某些信念或病耻感。他们可能感到对这一疾病有责任，或有负罪感和不满。结果，他们可能更容易逃避或拒绝看待这个问题。而且，家人可能把OCD相关的行为误解成孩子的执拗或逆反。
- 支持：家庭成员可能通过帮助孩子对抗OCD，不让孩子回避焦虑，或不被OCD所控制来支持他/她。家庭成员是帮助孩子对抗OCD的"小组"的一部分。
- 妥协：为了减少孩子的痛苦或保持家里的安宁，有些家庭成员可能放弃或适应OCD症状。例如，买更多洗手用的肥皂，参与睡前仪式，和患者一起检查锁等等。

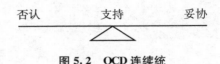

图 5.2　OCD 连续统

敦促家庭成员讨论他们各自处于上述的哪一个阶段，帮助家庭成员识别家庭中妥协的例子，帮助父母明白，向孩子的OCD行为屈服（妥协）将导致这一问题永远无法解决。

回顾孩子在个人会谈时间里完成的 ERP 练习，并对其努力给予奖励

让孩子叙述他/她在个人会谈中的成功表现，如果可能的话，要他/她证明给大家看。家庭要对孩子的这些努力予以认可。

复核下周的家庭作业和奖励方案

让孩子叙述下周的家庭作业。孩子、治疗师和家庭应协商确定家庭如何参与孩子的家庭作业，以及如何奖励其遵守作业规定的行为。

与家庭协商避免卷入患者的 OCD 行为

回顾前一周所作的努力，并解决任何存在的困难。与父母协商避免卷入本次会谈中涉及的症状所要作的新的努力。

家庭的家庭作业

✎ 让每个家庭成员以一种支持性的、非惩罚的行为来中断一种授权行为或否认行为。

✎ 让每个家庭成员继续完成之前会谈时所商定的避免卷入任务。

第六章

第六次会谈：回顾治疗进程/ 儿童的治疗责任

仅与孩子进行的会谈

所需材料

- ERP 练习表

会谈提纲

- 回顾家庭作业和过去一周中发生的事
- 根据症状等级体系继续 ERP
- 回顾之前的暴露练习，并计划对更为困难的症状进行暴露
- 为家庭会谈做准备
- 布置并安排下一周的家庭练习

回顾

在本次会谈的开始，回顾过去一周所发生的事，包括：

- 所有重要的环境事件。
- OCD 的症状及其对于家庭生活、学业及社交活动功能的

影响。

让孩子叙述自上次会谈之后发生的一件有积极意义的事。

对家庭作业的回顾

对患者遵从家庭作业的行为予以奖励，对于没有遵从作业安排的患者，帮助其解决相关问题，并鼓励他/她在接下来的一周内遵守作业规定。

暴露加反应阻止

使用 ERP 练习表继续对较前次严重等级程度更高的症状进行 ERP 练习，同时配合使用在以前的治疗时段中所使用的诸如鼓励、治疗师示范、认知重建等其他有助于改善 OCD 症状的技术。可以根据孩子对最初暴露目标的焦虑适应程度的进展速度，安排进行更高严重等级的暴露试验。重要的是，要在治疗时段的最后留下充裕的时间，以使孩子的焦虑程度可以恢复到基线水平。

继续使用认知重建和应对策略

鼓励孩子使用在第四章中介绍的策略。

复习之前时段中完成的暴露练习，并开始计划下一步的练习

确保孩子在开始的那些症状上持续保持进步，并在本周的练习中纳入"触摸练习"（touch-up exercises），以继续解决仍然存在困难的任何方面。本周也要开始对难度更大的症状做出练习计划，以此提醒孩子，你很快就会帮助他/她处理更难的症

状了。当孩子在暴露练习中遇到困难时，可以用当前已取得的进展鼓励孩子。

为家庭会谈做准备

患者和治疗师需要协商确定在之后的家庭会谈中对个人会谈里涉及的 OCD 症状可以谈论的确切程度，以及要进行的 ERP 活动。

家庭作业

✎ 指导儿童/青少年在家练习会谈中进行过的暴露。**注意：务必规定本周练习的次数，并提醒孩子要持续暴露直到 OCD 温度计上的评级至少降低 50%。**

✎ 让儿童/青少年使用 OCD 温度计对在家完成的 ERP 进行自我监控。

✎ 让儿童/青少年把每次暴露练习中的焦虑等级绘制成图，并在下次会谈中带来进行回顾与讨论。

家庭会谈：儿童的治疗责任

会谈提纲

■ 阐明个人责任，因为它关系到孩子的治疗
■ 回顾孩子在个人会谈时间里完成的 ERP 练习，对其努力给予奖励
■ 回顾孩子的 ERP 家庭作业，并就其遵从家庭作业的行为可获得的奖励达成一致
■ 就如何使孩子继续摆脱 OCD 症状的困扰进行协商

回顾

在本次治疗的开始，回顾过去一周中所发生的事，包括所有重要的事、OCD 的严重程度及其对个人和家庭功能的影响。

让家庭成员描述自上次治疗之后发生的一件有积极意义的事。

阐明孩子应承担起他/她在治疗中应负责任的重要性。**注意：根据孩子的年龄、成熟程度，以及家庭关系好坏的不同，有的患者可以不必参与这个部分的讨论，或是仅参加其中特定部分的讨论。**

就以下有关孩子对其治疗应承担责任的观点进行讨论。强调孩子承担责任的程度可以根据其年龄和成熟程度而定。进行这个练习的目的是鼓励家庭成员为摆脱症状所进行的持续努力，并解决他们持续存在的与孩子的疾病相关的内疚、责备和怨愤的感受。

- 父母不可以为他们的孩子做行为治疗，他们可以鼓励并支持他们的孩子完成 ERP 练习。
- 鼓励孩子承担责任，并告诉他/她这并非一种对他/她的过错的惩罚方式。
- 那些让孩子承担起自己应负责任的父母是在表现出他们对孩子的信心与信任。
- 以糖尿病患者的自我管理要求为类比，参照说明在 OCD 治疗中对他/她的自我管理要求。

就孩子为其疾病和治疗承担起更多责任对家庭功能及每个家庭成员所造成的影响进行讨论。

行为管理问题

- 如何促使孩子承担责任，而不会让他/她感觉是被遗弃。
- 如何鼓励孩子，同时令他/她有控制感。
- 在孩子推卸责任时，如何以一种充满关心的、支持的方式令其担当起责任。

■ 在 OCD 患者不肯完成任务时该怎样做，如何说？

上述是许多家长可能会面临的难题，应当在家庭风格和儿童发展水平允许的范围内予以讨论。可以对家长提供以下建议：

■ 对孩子来说，与他/她的 OCD 对抗是相当困难的一件事，要对此予以认可。（例如，"看起来你的 OCD 真是令你今天过得很艰难。"）

■ 想办法解决任何妨碍孩子进行他/她的指定练习的问题。

■ 回顾过去的成功经验。（例如，"你还记得那时候停止数地板上的钉子对你来说是多么困难吗？但是现在你真的已经可以控制它了。"）

■ 如果有必要，重新提起治疗时段中患者答应的既定安排。（例如，"你还记得医生是怎么说的吗？"）

如果孩子仍然不肯完成任务，就可能需要对任务依次回顾一遍。例如，是否所选定的任务对患者来说太困难了？如果是这样的话，将任务进行分解可能会有帮助。例如，如果既定任务是不再进行就寝时的仪式行为。那么，一个较小的、更可行的任务可能是忍住不做部分的仪式行为、减少仪式行为的持续时间，或者改变仪式行为的顺序。

回顾孩子在个人会谈时间里完成的 ERP 练习，并对其努力给予奖励

让孩子叙述他/她在个人会谈中的成功表现，如果可能的话，要他/她证明给大家看。家庭要对孩子的这些努力予以认可。

复核下周的家庭作业和奖励方案

让孩子叙述下周的家庭作业。孩子、治疗师和家庭应协商确定家庭如何参与孩子的家庭作业，以及如何奖励孩子遵守作

业规定的行为。

家庭避免卷入孩子 OCD 行为的继续努力

回顾前一周所作的努力，并解决任何存在的困难。与父母
协商避免卷入本次会谈中涉及的症状所要作的新的努力。

家庭的家庭作业

✎ 让家庭成员练习对孩子承担起对于治疗应负的责任的
鼓励。

✎ 家庭成员要继续执行治疗期间协定的分离任务，这些任
务既包括以前商定的，也包括在本次会谈中新增加的项目。

第七章

第七次会谈：为 ERP 练习扫除障碍/二次获益

仅与孩子进行的会谈

所需材料

- ERP 练习表
- "我的症状清单"

会谈提纲

- 回顾家庭作业和过去一周中所发生的事情
- 依据患者已完成的"我的症状清单"，对各症状等级上的项目进行重新评定
- 继续根据症状等级进行 ERP 练习
- 为即将进行的更有难度的暴露排除任何可能的障碍
- 准备家庭会谈
- 布置并安排下一周的家庭练习

回顾

在本次会谈的开始，回顾过去一周所发生的事，包括：

■ 所有重要的环境事件。
■ OCD 的症状及其对于家庭生活、学业及社交活动功能的
　影响。

让孩子叙述自上次会谈之后发生的一件有积极意义的事。

症状等级体系回顾

与孩子一起，使用 OCD 温度计对完整的"我的症状清单"
（图 7.1）中的症状等级进行审查，从而确定各症状当前的严重
等级。如前所述，在这个过程中不应详尽讨论每个症状，根据
清单上所包含症状的多少，整个过程花费的时间应该不超过
5～10分钟。向孩子指出任何表现出焦虑水平降低的症状，以此
肯定治疗取得的成效和孩子所作的努力。对那些之前进行过针
对性的 ERP 练习，但没有表现出焦虑水平降低的症状，应该进
行简短的讨论，以便找出没有改变的可能原因（例如，不按规
定完成家庭作业，症状难度太高，进行 ERP 练习的方法有错
误）。还要注意到以前练习中那些焦虑程度可能会提高的靶
症状，对于这些症状，可能需要重新制定 ERP 练习计划。
在治疗过程的这个时点上，大多数患者会在一些并没有作为
ERP 练习目标的症状上表现出进步。如果是这样，也应该把
这些症状向患者指出来，并且使用与孩子相关的类比来称赞
他/她的表现：

第七次会谈中的"我的症状清单"

姓名：_____

OCD 温度计等级

日期	08.15	09.20	10.4	
会谈次数	1	5	7	
症状				
对家庭作业的回顾，数字对齐	3	1	0	
对家庭作业的回顾，字母紧凑	3	2	2	
检查，确认我在纸上没有留下空白	4	3	4	
检查学校作业，确认在页面上没有弯曲的线条	6	5	4	
触摸浴室的门把手	7	7	4	
沐浴时，边洗边数数	8	9	5	
沐浴时，从上到下地洗	9	9	7	
就寝仪式，说5遍"晚安"	10	9	8	

图 7.1 填写完毕的"我的症状清单"样本

哇，在沐浴过程中你的数数行为从开始治疗时的 8 减到了现在的 5。太棒了！在过去几周里，你变得越来越强大了，而你的 OCD 则变得越来越脆弱了。还记得刚开始时你说过你从没有想到过可以抗拒检查行为吗？是的，就像我们曾经讨论过的那样，你已经学到了很多，当我们开始就这个症状展开工作时，它可能比你原来想象得容易得多。学习如何与 OCD 战斗同其他任何学习一样——就好像你刚开始学习弹钢琴的时候，你会觉得它实在是很难，但是现在，在你完成所有的练习后，事情就变得容易多了，并且你也可以弹奏一些更难的曲子了。

对家庭作业的回顾

对患者遵从家庭作业的行为予以奖励，对于没有遵从作业安排的患者，帮助其解决相关问题，并鼓励他/她在接下来的一周内遵守作业规定。

暴露加反应阻止

使用 ERP 练习表继续对较前次严重等级程度更高的症状进行 ERP 练习，同时配合使用在以前的治疗时段中所使用的诸如鼓励、治疗师示范、认知重建等其他有助于改善 OCD 症状的技术。可以根据孩子对最初暴露目标的焦虑适应程度的进展速度，安排进行更高严重等级的暴露试验。重要的是，要在治疗时段的最后留下充裕的时间，以使患者的焦虑程度可以恢复到基线水平。

继续使用认知重建和应对策略

鼓励孩子使用在第四章中介绍的策略。

为即将进行的更具难度的暴露去除障碍

患者和治疗师应该讨论即将进行的暴露，以及任何可能在进行暴露时出现的对患者更为困难的障碍。回顾之前在"我的症状清单"中发现的、以前取得的任何积极的治疗成果，这样做往往有助于激发孩子的信心，使他/她相信自己有能力应对更为困难的暴露。

为家庭会谈做准备

患者和治疗师需要协商确定在之后的家庭会谈中对个人会谈里涉及的 OCD 症状可以谈论的确切程度，以及要进行的 ERP 活动。

家庭作业

✎ 指导儿童/青少年在家练习会谈中进行过的暴露。**注意：务必规定本周练习的次数，并提醒孩子要持续暴露直到 OCD 温度计上的评级至少降低 50%。**

✎ 让儿童/青少年使用 OCD 温度计对在家完成的 ERP 进行自我监控。

✎ 让儿童/青少年把每次暴露练习中的焦虑等级绘制成图，并在下次会谈时带来进行回顾与讨论。

家庭会谈：治疗中的障碍——二次获益

会谈提纲

■ 阐明作为治疗成功之障碍的二次获益的概念
■ 回顾孩子在个人会谈时间里完成的 ERP 练习，并对其努力给予奖励
■ 回顾孩子的 ERP 家庭作业，并就其遵从家庭作业的行为可获得的奖励达成一致。
■ 就如何使孩子继续摆脱 OCD 症状的困扰进行协商

回顾

在本次会谈的开始，回顾过去一周所发生的事，包括所有重要的事情、OCD 的严重程度及其对个人与家庭功能的影响。

让家庭成员描述自上次治疗之后发生的一件有积极意义的事。

二次获益对治疗成功是一种阻碍

注意：根据孩子的年龄和成熟程度，以及家庭关系好坏的不同，有的患者可以不必参与这个部分的讨论，或是仅参加其中特定部分的讨论。解释二次获益的概念。二次获益可能因家庭对孩子 OCD 症状的容忍而产生。通常，二次获益最初是因为孩子的精神痛苦可以部分地由 OCD 症状而被阻断。孩子并非有意寻求二次获益，二次获益在很大程度上是在他/她的 OCD 病程中意外得到的。因此二次获益可以使孩子获得报偿，他/她可能会以其 OCD 症状为代价来换取这些收益。（例如，逃避家务劳动可能导致 OCD 症状的继续）。在家庭中可能表现为二次获益的事情包括：

- 较少的家务劳动。
- 获得更多的与父母在一起的时间，或者是获得父母更多的关注。
- 对学业成绩的较低期望。
- 从兄弟姐妹那里获得特别关注。

让家庭成员使用头脑风暴法来寻找是否存在其他可能的二次获益。

讨论可消除障碍并促使治疗成功的可行性方法

父母应该：

- 当孩子没有从事强迫行为的时候与其在一起。
- 与没有患 OCD 的孩子在一起的时间同患有 OCD 的孩子在一起的时间相同。必须让患者看到他/她并不是因为患有 OCD 而享有更多的关注。
- 在非强迫症状的活动中开发一个孩子会有兴趣参与的项目。
- 与孩子在一起的时间要保证一贯的质和量。

让家庭成员使用头脑风暴法去发现其他可以解决二次获益的方法。

回顾孩子在个人会谈时间里完成的 ERP 练习（包括认知干预），并对其努力给予奖励

让孩子叙述他/她在个人会谈中的成功表现，如果可能的话，要他/她证明给大家看。家庭要对孩子的这些努力予以认可。

复核下周的家庭作业和奖励方案

让孩子叙述下周的家庭作业。孩子、治疗师和家庭应协商确定家庭如何参与孩子的家庭作业，以及如何奖励孩子遵守作业规定的行为。

家庭避免卷入孩子 OCD 行为的继续努力

回顾前一周所作的努力，并解决任何存在的困难。与父母协商避免卷入本次会谈中涉及的症状所要作的新的努力。

家庭的家庭作业

✑ 让家庭成员在接下来的一周内使用认知策略至少一次。

✑ 父母应至少进行两个在之前会谈中叙述的活动（在没有 OCD 症状的时间里与患者在一起，与没有 OCD 的其他孩子在一起，发现非 OCD 症状的有趣活动，与患者在一起的时间要保质保量）。

✑ 家庭成员要继续执行治疗期间协定的分离任务，这些任务既包括以前商定的，也包括在本次会谈中新增加的项目。

第八章

第八次会谈：继续 ERP 练习/区分 OCD 与非 OCD 行为

仅与孩子进行的会谈

所需材料

- 儿童/青少年用总体改善程度评估表
- 父母用总体改善程度评估表
- 临床医生用总体改善程度评估表
- ERP 练习表

会谈提纲

- 回顾家庭作业和过去一周中发生的事
- 对过去一周的总体改善程度进行评定
- 根据症状严重等级继续 ERP 练习
- 准备家庭会谈
- 布置并安排下一周的家庭练习

回顾

在本次会谈的开始，回顾过去一周所发生的事，包括：

■ 所有重要的环境事件。
■ OCD 的症状及其对于家庭生活、学业及社交活动功能的
影响。

让孩子叙述自上次会谈之后发生的一件有积极意义
的事。

对家庭作业的回顾

对患者遵从家庭作业的行为予以奖励，对于没有遵从作业
安排的患者，帮助其解决相关问题，并鼓励他/她在接下来的一
周内遵守作业规定。

完成患者、父母及医生的总体改善程度评估表

患者、父母及医生将再一次分别完成儿童/青少年用总体改
善程度评估表、父母用总体改善程度评估表和临床医生用总体
改善程度评估表。

暴露加反应阻止

使用 ERP 练习表继续对较前次严重等级程度更高的症状进
行 ERP 练习，同时配合使用在以前的治疗时段中所使用的诸如
鼓励、治疗师示范、认知重建等其他有助于改善 OCD 症状的
技术。

继续使用认知重建和应对策略

鼓励孩子使用在第四章中介绍的策略。

处理有困难的暴露

在治疗的这个阶段，应该开始对在等级排序中严重程度居于前 1/3 的症状进行暴露了。在对高难度水平的症状进行练习时，那些在焦虑唤起水平较低的项目上练习顺利的儿童会经常突遇困难。在这种情况下，应小心地将症状分解成便于处理的细小成分和/或以想象暴露作为练习的第一步，这样做可能是有帮助的。此时，理应询问孩子将症状细分成哪些部分是他/她可以处理的。确保采取适当的应对策略，并再次采用认知技术以铲除 OCD。例如：

> 现在到了我们真正必须把自己武装起来，并准备与 OCD 战斗的时候了。我们需要想着我们最冷酷的名字，使用最棒的拳击手套来打击 OCD。

为家庭会谈做准备

患者和治疗师需要协商确定在之后的家庭会谈中对个人会谈里涉及的 OCD 症状可以谈论的确切程度，以及要进行的 ERP 活动。

家庭作业

✎ 指导儿童/青少年在家练习会谈中进行过的暴露。**注意：务必规定本周练习的次数，并提醒孩子要持续暴露直到 OCD 温度计上的评级至少降低 50%。**

✎ 让儿童/青少年使用 OCD 温度计对在家完成的 ERP 进行自我监控。

✎ 让儿童/青少年把每次暴露练习中的焦虑等级绘制成图，并在下次会谈中带来进行回顾与讨论。

家庭会谈：区分 OCD 与非 OCD 行为

会谈提纲

- 回顾孩子在个人会谈时间里完成的 ERP 练习，对其努力给予奖励
- 协助家庭辨别与 OCD 有关的行为、与 OCD 无关的问题行为
- 制定行为计划（behavioral programs），以解决与 OCD 无关的问题行为
- 就如何使孩子继续摆脱 OCD 症状的困扰进行协商

回顾

在本次治疗的开始，回顾过去一周所发生的事，包括所有重要的事情、OCD 的严重程度及其对个人与家庭功能的影响。

让家庭成员描述自上次治疗之后发生的一件有积极意义的事。

回顾孩子在个人会谈时间里完成的 ERP 练习，并对其努力给予奖励

让孩子叙述他/她在个人会谈中的成功表现，如果可能的话，要他/她证明给大家看。家人要对孩子的这些努力予以认可。

协助家庭辨别与 OCD 有关的行为或无关的问题行为

注意：下面的讨论需要有孩子的参与。治疗师与家庭成员一起辨别，问题行为是由 OCD 相关的焦虑或痛苦所直接导致的，还是由孩子正常的固执、逆反或其他共病问题造成的。这些问题包括：对兄弟姐妹的攻击性行为、不肯做家务、房间里总是乱糟糟的，等等。对问题行为的辨别通常是通过直接向孩子提问，同时仔细考虑孩子的 OCD 症状组群，以及潜在二次获益的方式来确认完成。

制定一项计划来处理与 OCD 无关的问题行为

在确定了这些问题行为之后，治疗师与家庭成员一起设计一项行为计划（例如，行为契约、贴纸图、超时约定）来解决这些问题。最好首先从不太严重的行为开始，然后逐级解决问题。

治疗师应参考之前会谈中有关促动改变、二次获益和个人责任等有利于成功完成这些任务的资料。

复核下周的家庭作业和奖励方案

让孩子叙述下周的家庭作业。孩子、治疗师和家人应协商确定家庭如何参与孩子的家庭作业，以及如何奖励孩子遵守作业规定的行为。

家庭避免卷入孩子 OCD 行为的继续努力

回顾前一周所作的努力，并解决任何存在的困难。与父母协商避免卷入本次会谈中涉及的症状所要作的新的努力。

家庭的家庭作业

✎ 让家庭成员执行和监督在会谈期间协商制订的行为计划。

✎ 家庭成员要继续执行治疗期间协定的分离任务，这些任务既包括以前商定的，也包括在本次会谈中新增加的项目。

第九章

第九次会谈：解决困难的症状/家庭自我照顾

仅与孩子进行的会谈

所需材料

- ERP 练习表
- "我的症状清单"

会谈提纲

- 回顾家庭作业和过去一周中发生的事
- 根据症状严重等级继续进行 ERP 练习
- 解决位于症状清单中难度等级最高的问题
- 准备家庭会谈
- 布置并安排下一周的家庭练习

回顾

在本次会谈的开始，回顾过去一周所发生的事，包括：

- 所有重要的环境事件。
- OCD 的症状及其对于家庭生活、学业及社交活动功能的影响。

让孩子叙述自上次会谈之后发生的一件有积极意义的事。

症状等级体系回顾

使用OCD温度计对完整的"我的症状清单"（图9.1）中的症状等级进行审查，从而确定各症状当前的严重等级。如前所述，在这个过程中不应详尽讨论每个症状，根据清单上所包含症状的多少，整个过程花费的时间应该不超过5～10分钟。向孩子指出任何表现出焦虑水平降低的症状，以此肯定治疗取得的成效和孩子所作的努力。对那些之前进行过针对性的ERP练习但没有表现出焦虑水平降低的症状，应该进行简短的讨论，以找出没有改变的可能原因（例如，不按规定完成家庭作业，症状难度太高，进行ERP练习的方法有错误）。还要注意到之前练习中的那些焦虑程度可能会提高的靶症状，因为对于这些症状，可能需要重新制定ERP练习计划。在治疗过程的这个时点上，大多数患者会在一些并没有作为ERP练习目标的症状上表现出进步。如果有这样的情况发生，也应该把这些症状向患者指出来，并且用以前提到的方法来称赞他/她的表现。

第九次会谈中的"我的症状清单"

姓名：_____

		OCD 温度计等级			
日期	08.15	09.20	10.4	10.17	
会谈	1	5	7	9	
症状					
对家庭作业的回顾，数字对齐	3	1	0	0	
对家庭作业的回顾，字母繁密	3	2	2	0	
检查，确认我在纸上没有留下空白	4	3	4	1	
检查学校作业，确认在页面上没有弯曲的线条	6	5	4	3	
触摸浴室的门把手	7	7	4	2	
沐浴时，边洗边数数	8	9	5	4	
沐浴时，从上到下地洗	9	9	7	5	
就寝仪式，说5遍"晚安"	10	9	8	4	

图9.1 填写完毕的"我的症状清单"样本

对家庭作业的回顾

对患者遵从家庭作业的行为予以奖励，对于没有遵从作业安排的患者，帮助其解决相关问题，并鼓励他/她在接下来的一周内遵守作业规定。

暴露加反应阻止

使用 ERP 练习表继续对较前次严重等级程度更高的症状进行 ERP 练习，同时配合使用在以前的治疗时段中所使用的诸如鼓励、治疗师示范、认知重建等其他有助于改善强迫症状的技术。到本次会谈结束时，症状清单中的大部分项目应该已经被解决了。将剩下的一两个最具挑战性的症状留待下次会谈时处理是合理的安排。

继续使用认知重建和应对策略

鼓励孩子使用在第四章中介绍的策略。

结束计划

开始讨论与治疗结束相关的问题。

■ 孩子对他/她在治疗过程中取得的进展有何看法？对于结束治疗有什么想法？对于结束治疗，孩子有什么害怕和担心的吗（比如，不再能够每周见到治疗师，症状复发）？

■ 对孩子将来控制和应对 OCD 的能力给予保证与支持。

开始讨论一项计划，以应付在治疗结束后可能复发的症状。

为家庭会谈做准备

患者和治疗师需要协商确定在之后的家庭会谈中对个人会谈里涉及的 OCD 症状可以谈论的确切程度，以及要进行的 ERP 活动。

家庭作业

✎ 指导儿童/青少年在家练习会谈中进行过的暴露。**注意：务必规定本周练习的次数，并提醒孩子要持续暴露直到 OCD 温度计上的评级至少降低 50%。**

✎ 让儿童/青少年使用 OCD 温度计对在家完成的 ERP 进行自我监控。

✎ 让儿童/青少年把每次暴露练习中的焦虑等级绘制成图，并在下次会谈时带来进行回顾与讨论。

家庭会谈：家庭幸福与支持

会谈提纲

■ 解决家庭幸福和相互支持的问题
■ 回顾孩子在个人会谈时间里完成的 ERP 练习，并对其努力给予奖励
■ 回顾孩子的 ERP 家庭作业，并对其遵从家庭作业的行为可获得的奖励达成一致
■ 就如何使孩子继续摆脱 OCD 症状的困扰进行协商

回顾

在本次治疗的开始，回顾过去一周所发生的事，包括所有重要的事情、OCD 的严重程度及其对个人与家庭功能的影响。

让家庭成员描述自上次治疗之后发生的一件有积极意义的事。

慢性疾病对家庭幸福的影响

注意：根据孩子的年龄、成熟程度，以及家庭关系好坏的不同，有的患者可以不必参与这个部分的讨论，或是仅参加其中特定部分的讨论。 讨论是否有必要让家长认识到自己的需要，以便能够照顾他们的孩子。以飞机上给成人演示的紧急情况应对指导为例，在这个应对指导中，在帮助他们的孩子戴上氧气面罩之前，成人需要先戴好自己的面罩。特别要强调以下几点：

- *父母需要有自己的时间，并且他们也需要支持。*
- *父母必须能够信任他人。*
- *对孩子来说，看到父母照顾他们自己是有好处的，因为这使孩子们了解到自己也同样可以这样做。*

了解父母可能已经因为孩子的 OCD 行为而放弃了哪些兴趣、消遣或爱好。讨论兄弟姐妹可能因为生病的孩子作出了哪些妥协、让步。应如何纠正这种不平衡的现象。

回顾孩子在个人会谈时间里完成的 ERP 练习（包括认知干预），并对其努力给予奖励

让孩子叙述他/她在个人会谈中的成功表现，如果可能的话，要他/她证明给大家看。家庭要对孩子的这些努力予以认可。

复核下周的家庭作业和奖励方案

让孩子叙述下周的家庭作业。孩子、治疗师和家庭应协商确定家庭如何参与孩子的家庭作业，以及如何奖励孩子遵守作业规定的行为。

家庭避免卷入孩子 OCD 行为的继续努力

回顾前一周所作的努力，并解决任何存在的困难。与父母协商避免卷入本次会谈中涉及的症状所要作的新的努力。

家庭的家庭作业

✎ 在接下来的一周里，父母抽出一个晚上的时间留给自己。

✎ 家庭成员要继续执行治疗期间协定的分离任务，这些任务既包括以前商定的，也包括在本次会谈中新增加的项目。

第十章

第十次会谈：解决困难的症状／家庭问题解决

仅与孩子进行的会谈

所需材料

■ ERP 练习表

会谈提纲

■ 回顾家庭作业和过去一周中发生的事
■ 根据症状严重等级继续 ERP 练习
■ 继续安排治疗结束计划
■ 准备家庭会谈
■ 布置并安排下一周的家庭练习

回顾

在本次会谈的开始，回顾过去一周所发生的事，包括：

■ 所有重要的环境事件。
■ OCD 的症状及其对于家庭生活、学业及社交活动功能的影响。

让孩子叙述自上次会谈之后发生的一件有积极意义的事。

对家庭作业的回顾

对患者遵从家庭作业的行为予以奖励，对于没有遵从作业安排的患者，帮助其解决相关问题，并鼓励他/她在接下来的一周内遵守作业规定。

暴露加反应阻止

使用 ERP 练习表继续对较前次严重等级程度更高的症状进行 ERP 练习，同时配合使用在以前的治疗时段中所使用的诸如鼓励、治疗师示范、认知重建等其他有助于改善 OCD 症状的技术。

继续使用认知重建和应对策略

鼓励孩子使用在第四章中介绍的策略。

治疗结束计划

■ 提醒孩子还剩下两次继续与治疗师一起完成 OCD 治疗的会谈了。对孩子将来控制和应对 OCD 的能力给予确认与支持。鼓励孩子依靠自己的力量以及父母的支持，在会谈之外继续与 OCD 作战。

■ 继续讨论针对 OCD 的旧症状复发，或是出现任何新症状时的应对计划。帮助孩子准备好解决治疗结束后任何可能出现的症状。一种有益的做法是给孩子列出一系列 OCD 症状（其中至少有一些是他/她从未有过直接体验的），并且让他/她就每一个症状制订一个 ERP 练习计划

（必要时在治疗师的帮助与鼓励下完成）。解决任何可能令孩子心存疑虑的有关 OCD 症状及其复发的问题。

为家庭会谈做准备

患者和治疗师需要协商确定在之后的家庭会谈中对个人会谈里涉及的 OCD 症状可以谈论的确切程度，以及要进行的 ERP 活动。

家庭作业

✎ 指导儿童/青少年在家练习会谈中进行过的暴露。**注意：务必规定本周练习的次数，并提醒孩子要持续暴露直到 OCD 温度计上的评级至少降低 50%。**

✎ 让儿童/青少年使用 OCD 温度计对在家完成的 ERP 进行自我监控。

✎ 让儿童/青少年把每次暴露练习中的焦虑等级绘制成图，并在下次会谈时带来进行回顾与讨论。

家庭会谈：问题回顾与问题解决

会谈提纲

- 回顾和解决遗留的任何与 OCD 有关的问题
- 回顾孩子在个人会谈时间里完成的 ERP 练习，并对其努力给予奖励
- 回顾孩子的 ERP 家庭作业，并就其遵从家庭作业的行为可获得的奖励达成一致
- 就如何使孩子继续摆脱 OCD 症状的困扰进行协商

回顾

在本次治疗的开始，回顾过去一周所发生的事，包括所有重要的事、OCD 的严重程度及其对个人与家庭功能的影响。

让家庭成员描述自上次治疗之后发生的一件有积极意义的事。

回顾和解决任何与 OCD 有关的问题

注意：根据孩子的年龄、成熟程度，以及家庭关系好坏的不同，有的患者可以不必参与这个部分的讨论，或是仅参加其中特定部分的讨论。治疗师应该确保家庭成员明白以下问题，并解决所遇到的任何困难。

■ 理解 OCD 的定义和病因。
■ 明白孩子 OCD 症状的动态可变性。
■ 明白 ERP 治疗和认知干预的原理。
■ 认识到孩子为他/她的 OCD 治疗负起责任的重要性。
■ 认识到家庭持支持态度但避免卷入孩子 OCD 的必要性。

复核家庭的能力，并解决发现的任何难题

复核家庭在以下各方面的能力，并解决发现的任何问题：

■ 设置严格的界限。
■ 帮助孩子为他/她的 OCD 承担起应负的责任。
■ 解决二次获益的问题。

回顾孩子在个人会谈时间里完成的 ERP 练习，并对其努力给予奖励

让孩子叙述他/她在个人会谈中的成功表现，如果可能的话，要他/她证明给大家看。家庭要对孩子的这些努力予以认可。

复核下周的家庭作业和奖励方案

让孩子叙述下周的家庭作业。孩子、治疗师和家庭应协商确定家庭如何参与孩子的家庭作业，以及如何奖励孩子遵守作业规定的行为。

家庭避免卷入孩子 OCD 行为的继续努力

回顾前一周所作的努力，并解决任何存在的困难。与父母协商避免卷入本次会谈中涉及的症状所要作的新的努力。

家庭的家庭作业

✎ 家庭将着手处理会谈中被确定为有问题的方面。
✎ 家庭成员要继续执行治疗期间协定的分离任务，这些任务既包括以前商定的，也包括在本次会谈中新增加的项目。

第十一章

第十一次会谈：为结束治疗制订计划/预防复发

仅与孩子进行的会谈

所需材料

■ ERP 练习表

会谈提纲

■ 回顾家庭作业和过去一周中所发生的事
■ 根据症状严重等级继续 ERP 练习
■ 继续制订治疗结束计划，讨论完成治疗的问题
■ 准备家庭会谈
■ 布置并安排下一周的家庭练习

回顾

在本次会谈的开始，回顾过去一周所发生的事，包括：

■ 所有重要的环境事件。
■ OCD 的症状及其对于家庭生活、学业及社交活动功能的

影响。

让孩子叙述自上次会谈之后发生的一件有积极意义的事。

症状等级体系回顾

使用 OCD 温度计对完整的"我的症状清单"（图 11.1）中的症状等级进行审查，从而确定各症状当前的严重等级。如前所述，在这个过程中不应详尽讨论每个症状，根据清单上所包含症状的多少，整个过程花费的时间应该不超过 5～10 分钟。在治疗过程的这个阶段，全部或绝大部分症状的评定等级应该显著低于治疗开始时的评定。要向孩子指出这些严重程度显著下降的症状，以此肯定治疗取得的成效和患者所作的努力。还应注意那些之前进行过针对性的练习，但没有表现出焦虑水平降低或是仅有些许降低的症状，并按照以前章节中所描述的方法对其进行讨论。

第十一次会谈中的"我的症状清单"

姓名：_____

OCD 温度计等级

日期	08.15	09.20	10.4	10.17	10.31
会谈	1	5	7	9	11
症状					
对家庭作业的回顾，数字对齐	3	1	0	0	0
对家庭作业的回顾，字母紧凑	3	2	2	0	0
检查，确认我在纸上没有留下空白	4	3	4	1	0
检查学校作业，确认在页面上没有弯曲的线条	6	5	4	3	1
触摸浴室的门把手	7	7	4	2	0
沐浴时，边洗边数数	8	9	5	4	0
沐浴时，从上到下地洗	9	9	7	5	1
就寝仪式，说5遍"晚安"	10	9	8	4	1

图 11.1　填写完毕的"我的症状清单"样本

对家庭作业的回顾

对患者遵从家庭作业的行为予以奖励，对于没有遵从作业安排的患者，帮助其解决相关问题，并鼓励他/她在接下来的一周内遵守作业规定。

暴露加反应阻止

使用 ERP 练习表继续对较前次严重等级程度更高的症状进行 ERP 练习，同时配合使用在以前的治疗阶段中所使用的诸如鼓励、治疗师示范、认知重建等其他有助于改善 OCD 症状的技术。对 ERP 的应用，及其在之前的治疗时段和家庭作业中的应用效果进行回顾总结。

继续使用认知重建和应对策略

鼓励孩子使用在第四章中介绍的策略。

治疗结束计划

讨论一项如何结束最后一次治疗的计划。其中的想法可以包括让孩子在治疗阶段结束后或者是走出治疗室后玩他们最喜欢的游戏。

继续讨论针对 OCD 的旧症状复发，或是出现任何新症状时的应对计划。帮助孩子准备好解决治疗结束后任何可能出现的症状。继续前一周的会谈中所进行的练习，即给孩子列出一系列强迫症状，并且要求他/她就这些症状制订 ERP 练习计划。解决任何可能令孩子心存疑虑的有关 OCD 症状及其复发的问题。

为家庭会谈做准备

患者和治疗师需要协商确定在之后的家庭会谈中对个人会谈里涉及的 OCD 症状可以谈论的确切程度，以及要进行的 ERP 活动。

家庭作业

✎ 指导儿童/青少年在家练习会谈中进行过的暴露。**注意：务必规定本周练习的次数，并提醒孩子要持续暴露直到 OCD 温度计上的评级至少降低 50%。**

✎ 让儿童/青少年使用 OCD 温度计对在家完成的 ERP 进行自我监控。

✎ 让儿童/青少年把每次暴露练习中的焦虑等级绘制成图，并在下次会谈时带来进行回顾与讨论。

家庭会谈：预防复发

会谈提纲

- 讨论预防复发的方法
- 回顾孩子在个人会谈时间里完成的 ERP 练习，并对其努力给予奖励
- 回顾孩子的 ERP 家庭作业，并就其遵从家庭作业的行为可获得的奖励达成一致
- 就如何使孩子继续摆脱 OCD 症状的困扰进行协商

91

回顾

在本次会谈的开始，回顾过去一周所发生的事，包括所有重要的事情、OCD 的严重程度及其对个人与家庭功能的影响。

让家庭成员描述自上次治疗之后发生的一件有积极意义的事。

解决预防复发的问题

注意：根据孩子的年龄、成熟程度，以及家庭关系好坏的不同，有的患者可以不必参与这个部分的讨论，或是仅参加其中特定部分的讨论。向家长重申，OCD 是一种慢性疾病，在压力情境下可能出现复发，并且症状可能以不同的形式再现。例如，可能由反复洗手变成了反复检查。治疗师应向家长强调以下几点：

■ 在压力情境下，家长应警惕症状的再次出现。
■ 面对压力，孩子不应被过度保护（患者不应被过度保护到远离任何压力的程度）。
■ 家庭成员应支持与鼓励孩子掌握压力管理技能。
■ 家庭成员应该清楚哪些迹象可能意味着症状的加重。

症状复现

如果症状复现，家长应该做的是：

■ 确定孩子是否意识到症状加重了。
■ 与孩子一起工作，针对症状进行 ERP 练习。可以复习以前在治疗时段中的暴露任务，并可针对再次出现的症状，家长和孩子一起设计执行暴露任务。
■ 通过确认应激源对孩子提供支持，但不要试图保护他／她。

■ 对更复杂的症状，可以考虑预约治疗师进行追加的治疗，以获得帮助。

有关治疗终止的问题

让家庭（成员）和患者表达出他们对治疗及治疗终止的感受。

回顾孩子在个人会谈时间里完成的 ERP 练习，并对其努力给予奖励

让孩子叙述他／她在个人会谈中的成功表现，如果可能的话，要他／她证明给大家看。家庭要对孩子的这些努力予以认可。

复核下周的家庭作业和奖励方案

让孩子叙述下周的家庭作业。孩子、治疗师和家庭应协商确定家庭如何参与孩子的家庭作业，以及如何奖励孩子遵守作业规定的行为。

家庭避免卷入孩子 OCD 行为的继续努力

回顾前一周所作的努力，并解决任何存在的困难。与父母协商避免卷入本次会谈中涉及的症状所要作的新的努力。

家庭的家庭作业

    ✎ 让每个家庭成员至少提出一项有助于孩子在未来一周改善症状或增强治疗努力的积极建议。

    ✎ 家庭成员要继续执行治疗期间协定的分离任务，这些任务既包括以前商定的，也包括在本次会谈中新增加的项目。

第十二章

第十二次会谈：治疗结束

仅与孩子进行的会谈

所需材料

- 儿童/青少年用总体改善程度评估表
- 父母用总体改善程度评估表
- 临床医生用总体改善程度评估表

会谈提纲

- 回顾家庭作业和过去一周中所发生的事
- 对过去一周的总体改善程度进行评估
- 根据症状严重等级继续 ERP 练习
- 讨论复发预防
- 准备家庭会谈
- 举行一个"毕业典礼"

回顾

在本次会谈的开始，回顾过去一周所发生的事，包括：

- 所有重要的环境事件。

■ OCD 的症状及其对于家庭生活、学业及社交活动功能的影响。

让孩子叙述自上次会谈之后发生的一件有积极意义的事。

对家庭作业的回顾

对患者遵从家庭作业的行为予以奖励，对于没有遵从作业安排的患者，帮助其解决相关问题。

完成患者、父母及医生的总体改善程度评估

患者、父母及医生要再一次各自完成儿童/青少年用总体改善程度评估表、父母用总体改善程度评估表和临床医生用总体改善程度评估表。

暴露加反应阻止

如有必要，使用 ERP 练习表继续对严重等级程度更高的症状进行 ERP 练习，在完成 ERP 之后，回顾对症状清单上从最轻到最令人痛苦的所有症状进行过的暴露。让孩子说明暴露过程，并描述用于应对他/她的 OCD 的想法或其他策略。对较困难的项目可以花费较多的时间，对于那些不再令孩子痛苦的症状则不必再进行详细回顾了。在治疗时段的最后留下充裕的时间，以使孩子的焦虑程度可以恢复到基线水平。

使用角色互换的方式帮助孩子建立认识并解决治疗结束后可能出现的任何症状的能力。在这项练习过程中，孩子扮成治疗师坐在治疗师的椅子上。治疗师离开房间，然后敲门进入，告诉孩子，他/她需要帮助以治疗 OCD。扮成治疗师的孩子于是开始就 OCD 和 ERP 进行讲解，并演示暴露练习以使这位"新病人"能够使用这一方法来同他/她的强迫症状作斗争。

继续使用认知重建和应对策略

鼓励孩子使用在第四章中介绍的策略。

复发预防

继续讨论和回顾预防复发的措施，例如，对任何可能出现的新症状设计暴露计划，或是讨论如何处理先前症状的复发。

为家庭会谈做准备

患者和治疗师需要协商确定在之后的家庭会谈中对个人会谈里涉及的 OCD 症状可以谈论的确切程度，以及要进行的 ERP 活动。

毕业

在第十二次的治疗结束前预留一些时间，对孩子在整个治疗过程中的辛勤工作表示赞赏，并通过与孩子一起进行一个活动来宣布治疗的结束。例如玩一个游戏、去吃冰淇淋、与治疗师一起度过一段时间。

家庭会谈：回顾与结束

会谈提纲

■ 与家庭成员及孩子一起完成 CY-BOCS
■ 提供并获取有关治疗的反馈，审查维持治疗成效的计划

■ 讨论如何持续监测孩子的症状，以及如何对症状复发进行干预

■ 举行一个毕业典礼，并颁发一个毕业证书

回顾

在本次会谈的开始，回顾过去一周所发生的事，包括所有重要的事情、OCD 的严重程度及其对个人与家庭功能的影响。

让家庭成员描述自上次治疗之后发生的一件有积极意义的事。

回顾孩子在个人会谈时间里完成的 ERP 练习，并对其努力给予奖励

让孩子叙述他/她在个人会谈中的成功表现，如果可能的话，要他/她证明给大家看。家庭要对孩子的这些努力予以认可。

评估当前 OCD 的严重程度和孩子/家庭的功能

与家庭成员及孩子一起完成 CY-BOCS，以记录治疗后的 OCD 严重程度及功能损伤的程度。**注意：一些青少年和年龄较大的儿童可能更愿意在父母不在场的时候完成 CY-BOCS。如果是这样，治疗师可以在个别会谈时段里与孩子完成评定，然后在家庭会谈时段中请父母对孩子的症状严重程度进行评定。**指出并强调患者在治疗期间的症状减轻，以及在家庭、学校及社会功能改善等方面的积极改变。指出并强调家庭成员同患者之间，以及家庭成员彼此之间关系上所取得的积极改变。

回顾治疗过程

让孩子和家庭成员讨论，在治疗期间他们学到了什么，他们发现哪些练习是最有帮助的，为什么使用这些技术，以及如何使这些技术在未来也保持现在取得的治疗效果。

复习持续自我监测技术

讨论在 OCD 症状再现时应如何识别它们，并强调当症状复发时必须通知家庭成员或治疗师。

解决遗留的问题或顾虑

与家庭成员共同解决任何有关结束治疗的遗留问题或顾虑。

举行毕业仪式

在工作手册的后面填写毕业证书，并将其颁发给家庭和孩子。对孩子及其家人的参与，及所作的努力给予积极的着重肯定。

附　录
评估量表

儿童耶鲁-布朗强迫思维—强迫行为量表症状自我检核表
(Children's Yale-Brown OC Scale Self-Report Symptom Checklist, CY-BOCS)*

姓名_____日期_____报告人_____

该问卷可以由儿童/青少年、父母，或是双方共同填写完成。我们感兴趣的是能够尽可能地获得最准确的信息。回答无所谓对错，请您做出最认真的回答。谢谢。

请勾出过去一周内您所注意到的**强迫行为**症状。**强迫行为**是指那些虽然您可能知道行为本身没有意义，但还是忍不住想去做的事情。做出强迫行为的目的通常为了减缓对与强迫思维相关的精神痛苦的恐惧。

强迫清洗/清洁行为

____过度的或仪式性的洗手行为（例如，花费太长时间用于洗手，如果中间被打断就要从头开始，需要按照特定的步骤洗手）

____过度的或仪式性的沐浴、洗澡、刷牙、修饰仪表、洗漱流程（参见洗手）

____过度清洁物品（例如，衣服、水龙头、地板或重要物品）

____其他防止或清除污染物的措施（例如，用毛巾垫着或是用脚来启动抽水马桶或是开门；拒绝与别人握手；要求家庭成员移开杀虫剂、垃圾）

____其他清洗/清洁行为（描述）_____

_____

---

* CY-BOCS 只能由熟练使用此量表的医生来打分或作出解释。

强迫检查行为

____检查钟表、玩具、教科书/教材，等等

____伴随着反复清洗、脱穿衣服的检查

____检查是否/会不会伤到别人（例如，检查有没有人受伤，要求确认担保，或者打电话确认一切都好）

____检查是否/会不会伤到自己（例如，在处理尖锐的或易碎的物品后寻找伤口或出血口，要求确保一切都好）

____检查没有可怕的事情发生/将要发生（例如，在报纸或电视上搜寻有关灾难事件的新闻）

____检查有没有出错（例如，在阅读、书写、简单计算、做家务事的时候）

____检查健康相关的担忧（例如，为自己患有某种疾病搜寻证据，反复测量脉搏，检查身体气味或不好的方面）

____其他检查行为（描述）_____

_____

强迫重复行为

____反复阅读、擦拭，或者重复书写（例如，由于关注是否读懂或者想要所写单词都很完美，因此花费数小时也只读几页或是只写几个句子）

____需要重复活动路线（例如，在一把椅子处站起坐下，或者从一个门口走进走出，以一个固定的次数重复开关电灯或电视）

____其他强迫重复行为（描述）_____

_____

强迫计数

____数数（例如，地板砖、书架上的 CD 或书、他/她自己的脚步、读到的或说出的单词）

强迫排列/对称

____归整/排列（例如，花费数小时摆放排列桌上的纸和笔，或是书架上的书籍，如果顺序混乱会令他/她很沮丧）

____对称/均衡（例如，把事情都安排到使两个或多个方面都能够"均衡"或对称）

_____其他强迫归整的行为（描述）_____

_____

强迫收藏/存储(不要纳入收藏/存储有感情的或所需要物品的行为)

_____很难把东西扔掉，收藏大量的纸张、线绳、旧报纸、笔记本、
易拉罐、手纸、包装纸和空瓶子，从街上或垃圾里捡回废弃
物品。

_____其他强迫收藏/存储的行为（描述）_____

_____

过度游戏/迷信行为（必须伴随有焦虑情绪）

_____不走地板或人行道上有裂缝或有线的地方，触摸一个物体或
自己一定的次数以避免不好的事情发生，不在每月的 13 日离
开家。

涉及其他人的仪式行为

_____需要在仪式中牵扯到其他人（通常是父母）（例如，过分要求确
认担保，反复询问父母一个问题，过度地让父母冲洗）

其他各种强迫行为

_____过度诉说、要求或忏悔（例如，反复为了一点小事或想象的侵犯
行为而认错忏悔，要求确认保证）

_____采取一些措施（不是检查）来防止对自己或他人造成伤害或是其
他可怕的后果（例如，避免使用尖利的或易碎的物品、小刀，或
剪刀）

_____仪式性的进食行为（例如，在进食前将食物、刀、叉按特定顺序
摆放，按照严格的仪式进食）

_____过度的触摸、拍打或摩擦（例如，反复触摸特定的表面、物体或
者其他人，可能是为了防止不好的事情发生）

_____过分地罗列清单

_____需要反复做某事（例如，触摸或摆放）直到感觉"刚刚好"

_____避免说出特定的单词（例如，晚安或再见、别人的名字、不好的
事情）

_____其他（描述）_____

_____

请勾出过去一周内，您所注意到的强迫思维的症状。
　　强迫思维是指那些你所体验到的闯入性的、反复发生的，并且令人痛苦的思维、感觉、强烈的愿望或想象。它们通常是可怕的，并且可能是现实中真实存在的或者是现实中不存在的。

有关不洁的强迫思维
　　_____过分关注灰尘、细菌、特定的疾病（例如，门把手、其他的人）
　　_____过分关注身体排泄物或分泌物（例如，尿液、粪便、精液、
　　　　汗水）
　　_____过分关注环境中的污染物（例如，石棉或放射性物质）
　　_____过分关注来自家居用品的污染（例如，清洁剂、有机溶剂）
　　_____过分关注触摸动物/昆虫带来的污染
　　_____被黏性物质或其残留物过分困扰（例如，胶带、糖浆）
　　_____担心会因为受到某种东西的污染而生病（例如，细菌、动物、清
　　　　洁剂）
　　_____担心因为传播污染物而使他人生病
　　_____其他有关清洗/清洁方面的强迫思维（描述）_____

　　_____

有关攻击性的强迫思维
　　_____害怕可能伤害自己（例如，使用刀子或其他锋利的物品）
　　_____害怕可能伤害他人（例如，害怕把某人推到火车前，伤害某人的
　　　　感情，因为给错了建议而造成伤害）
　　_____害怕不好的事情发生在自己身上
　　_____害怕不好的事情发生在别人身上
　　_____暴力的或恐怖的想象（例如，想象谋杀、肢解尸体、其他令人作
　　　　呕的想象）
　　_____害怕脱口而出的猥亵或侮辱性的语言（例如，在诸如教堂、学校
　　　　这样的公共场所）
　　_____害怕发生不期望的冲动行为（例如，拳打或刺伤朋友，开车撞树）
　　_____害怕违背他/她的意愿窃取东西（例如，意外"欺骗"收银员或

附录　评估量表

103

购物时顺手牵羊）

____害怕要对可怕的事件负责（例如，因为没有检查好锁而失火或失窃）

____其他有关攻击性的强迫思维（描述）_____

_____

有关收藏/存储的强迫思维

____对扔掉不重要的东西感到担心，因为他或她可能会在将来需要这些东西，不可遏制地想要去捡拾和收集没用的东西。

与健康相关的强迫思维

____过分担心疾病（例如，尽管一再得到医生的确保，仍担心他/她可能患有诸如癌症、心脏病或艾滋病等疾病，担心呕吐）

____过分担心身体某些部分或部位的表现（例如，担心他/她的脸、耳朵、鼻子、胳膊、腿，或是身体其他部分长得恶心或丑陋）

____其他与健康相关的强迫思维（描述）_____

_____

有关宗教的/道德的强迫思维

____过分担心得罪上帝或其他宗教物品（例如，有亵渎的想法，说了亵渎的话，或者因为这些事情而受到惩罚）

____过分担心对/错、道德（例如，担心是否一直在做"正确的事情"，担心说谎或欺骗了某人）

____其他有关宗教/道德的强迫思维（描述）_____

_____

有关魔力的强迫思维

____有幸运/不幸运的数字、颜色、单词，或是给特定的数字、颜色或单词赋予特殊的意义（例如，因为有一次脑子里出现了一个不好的想法时穿的是红色衬衫，就把红色视为一个不好的颜色）

有关性的强迫思维

____禁止或抑制有关性的想法、想象，或冲动（例如，不期望发生的对他人的暴力性行为的想象，或是对家人或朋友的性冲动）

____有关性取向的强迫思维（例如，在没有根据的情况下，仍然想着他或她可能是同性恋，或可能成为同性恋）

____其他有关性的强迫思维（描述）_____

_____

其他各种强迫思维

____害怕做出令人尴尬的事情（例如，表现愚蠢，在浴室里发生事故）

____需要知道或记住事情（例如，像车牌号码、保险杠贴纸、T恤上的口号等不重要的事情）

____害怕说出特定的事物（例如，因为迷信而害怕说出"13"）

____害怕没有把事情说对（例如，害怕说错某事或没有使用"完美的"单词）

____闯入性的（非暴力的）图像（例如，随机进入他/她的头脑中的不期而至的图景）

____闯入性的声音、单词、音乐或数字（例如，听到单词、歌声或音乐在他/她的脑海中响起而不能停止，被诸如时钟滴答声或人们的谈话等轻微的声音所烦扰）

____除非事情做得"恰到好处"，否则就会有不完全或空虚的不舒适感觉

____其他强迫思维（描述）_____

_____

CY-BOCS 强迫行为的严重程度评估表*

以下问题用来评估目前你的强迫症状的严重程度，以及它们在过去一周内给你带来多大程度的困扰。前五个问题是关于强迫或仪式（那些你通常用来驱除强迫思维所做的事情）的。请思考在本问卷中被你核定为阳性的所有强迫行为。根据过去一周中你对自己的强迫行为的所有体验，对这五个问题做出评估（耗费的时间、干扰、精神痛苦、抵制和控制）。

有些问题可能听起来很含混或看似难以回答，但是请尽量选择一个你所能作的最适当的回答。回答无所谓对错。如果你对某些事情不是很清楚，可以猜测一个最适当的答案。回答这些问题的目的是给你的医生提供一些信息，以便更好地了解你的强迫症状的严重程度，以及它对你完成必须完成，或者想要完成的事情的干扰程度。

强迫行为

1. 从事强迫行为所花费的时间（你每天进行仪式行为所花费的时间或频率）

完全没有	轻微的	中等的	严重的	极其严重的
	每天少于1小时 或偶尔发生	每天1~3小时 或经常发生	每天3~8小时 或非常频繁地发生	每天超过8小时 或几乎总是发生
0	1	2	3	4

2. 由于强迫行为所造成的干扰（强迫行为在多大程度上干扰了你的学校、家庭生活和/或与朋友的交往）

完全没有	轻微的	中等的	严重的	极其严重的
	有轻微干扰，但无损伤	有明显的干扰，但仍能处理事情	对学校、社会，或家庭动能有实质性的损害	失去能力
0	1	2	3	4

3. 与强迫行为相关的精神痛苦（如果不允许你完成强迫行为，你感到

* Goodman, W. K., Price, L. H., Rasmussen, S. A., Riddle, M. A., & Rapoport, J. L. *Children's Yale-Brown Obsessive Compulsive Scale* (CY—BOCS). New Haven, CT: Yale Child Study Center.

沮丧的程度如何）

完全没有	轻微的	中等的	严重的	极其严重的
	如出现强迫行为，仅有轻微的焦虑	焦虑增多，但仍能处理事情	焦虑增多，引起极大的烦恼	失去能力，焦虑导致"完全崩溃"
0	1	2	3	4

4. 对强迫行为的抵制（你尝试与强迫行为作斗争或抵制强迫行为的努力程度如何）

完全没有	轻微的	中等的	严重的	极其严重的
总是尝试抵制	大多数时候都尝试抵制	做出一些抵制的努力（大约一半时间）	勉强放弃大多数/所有的抵制愿望	毫不犹豫地放弃抵制
0	1	2	3	4

5. 能够控制强迫行为的程度（当你试图抵制住不去做仪式行为的时候，效果如何）

完全控制	大部分可以控制	中等程度的控制	很少能控制	完全不能控制
	通常可以抵制住冲动不做仪式行为	可以控制不做仪式行为，但略为费力	仍然会做，但可能因为困难而延迟	必须要做仪式行为，完全不能抵制住
0	1	2	3	4

接下来的五个问题是关于强迫思维的（那些你通常无法从头脑中驱除的困扰你的思维、图像或感觉）。请思考在本问卷中被你核定为阳性的所有强迫思维的症状，并根据过去一周中你对所有这些症状的体验，对这些问题做出评估。

同样地，有些问题可能听起来很含混或看似难以回答，但是请尽量选择一个你所能作的最适当的回答。回答无所谓对错。如果你对某些事情不是很清楚，可以猜测一个最适当的答案。

强迫思维

1. 进行强迫思维所花费的时间（你花在这些想法上的时间或频率）

完全没有	轻微的	中等的	严重的	极其严重的
	每天少于 1 小时或偶尔发生	每天 1~3 小时或经常发生	每天 3~8 小时或非常频繁地发生	每天超过 8 小时或几乎总是发生
0	1	2	3	4

2. 由于强迫思维所造成的干扰（你的思维活动在多大程度上干扰了你

在学校、家庭的生活和/或与朋友的交往）

完全没有	轻微的	中等的	严重的	极其严重的
	有轻微干扰， 但无损伤	有明显的干扰 但仍能处理事情	对学校，社会 或家庭功能有 实质性的损害	失去能力
0	1	2	3	4

3. 与强迫思维相关的精神痛苦（这些想法令你感到沮丧的程度如何）

完全没有	轻微的	中等的	严重的	极其严重的
	偶尔感到痛苦	经常感到痛苦和 不安，但仍可应对	极频繁地感到痛 苦，并非常苦恼	几乎不间断地感 到令人崩溃的 痛苦和沮丧
0	1	2	3	4

4. 对强迫思维的抵制（你尝试停止这些思维活动的困难程度如何）

完全没有	轻微的	中等的	严重的	极其严重的
	大多数时候 都尝试抵制	作出一些抵制的努 力（大约一半时间）	勉强屈服于 多数/所有 的强迫思维	毫不犹豫 地完全屈服 于所有的强 迫思维
0	1	2	3	4

5. 能够控制强迫思维的程度（当你试图停止你的思维活动的时候，效果如何）

完全控制	大部分可以控制	中等程度的控制	很少能控制	完全不能控制
	通常可以抵制住 冲动，停止思维	有时可以停止 或转移思维	几乎不能停止， 但通过努力可延迟	完全不能控制 或延迟强迫思维
0	1	2	3	4

儿童/青少年用总体改善程度评估表

日期：_____

姓名：_____

在最能描述从开始治疗以来你感觉到的 OCD 改善程度的数字上画圈。
1. 非常多的改善
2. 很多改善
3. 一些改善
4. 没有变化
5. 有一点糟
6. 更糟
7. 非常糟

在最能描述从开始治疗以来你感觉到的总体机能改善程度的数字上画圈。
1. 非常多的改善
2. 很多改善
3. 一些改善
4. 没有变化
5. 有一点糟
6. 更糟
7. 非常糟

补充说明：_____

父母用总体改善程度评估表

日期：_____

姓名：_____

与孩子的关系：_____

在最能描述从开始治疗以来您感觉到的您的孩子 OCD 改善程度的数字上画圈。

1. 非常多的改善
2. 很多改善
3. 一些改善
4. 没有变化
5. 有一点糟
6. 更糟
7. 非常糟

在最能描述从开始治疗以来您感觉到的您的孩子总体机能改善程度的数字上画圈。

1. 非常多的改善
2. 很多改善
3. 一些改善
4. 没有变化
5. 有一点糟
6. 更糟
7. 非常糟

补充说明：_____

临床医生用总体改善程度评估表

日期：_____

患者的姓名：_____

在最能描述从开始治疗以来你感觉到的儿童/青少年 OCD 改善程度的数字上画圈。
1. 非常多的改善
2. 很多改善
3. 一些改善
4. 没有变化
5. 有一点糟
6. 更糟
7. 非常糟

在最能描述从开始治疗以来你感觉到的儿童/青少年总体机能改善程度的数字上画圈。
1. 非常多的改善
2. 很多改善
3. 一些改善
4. 没有变化
5. 有一点糟
6. 更糟
7. 非常糟

补充说明：_____
_____

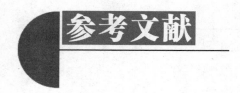

参考文献

Albano, A., March, J., & Piacentini, J. (1999). Cognitive behavioral treatment of obsessive-compulsive disorder. In R. E. Ammerman (Ed.), *Handbook of Prescriptive Treatments for Children and Adolescents* (pp. 193–213). Boston: Allyn and Bacon.

American Psychiatric Association. (2000). *Diagnostic and statistical manual of mental disorders* (4th ed., rev. ed.). Washington, DC: Author.

Barlow, D. H. (2004). Psychological treatments. *American Psychologist, 59,* 869–878.

Barrett, P., Healy-Farrell, L., Piacentini, J., & March, J. (2004). Treatment of OCD in children and adolescents. In P. Barrett & T. Ollendick (Eds.), *Handbook of Interventions That Work with Children and Adolescents* (pp. 187–216). West Sussex: Wiley.

de Haan, E., Hoogduin, K. A., Buitelaar, J., & Keijsers, G. (1998). Behavior therapy versus clomipramine for the treatment of obsessive-compulsive disorder. *Journal of the American Academy of Child & Adolescent Psychiatry, 37,* 1022–1029.

Foa, E., & Kozac, M. (1986). Emotional processing of fear: Exposure to corrective information. *Psychological Bulletin, 99,* 450–472.

Geller, D. A., Biederman, J., Faraone, S., Agranat, A., Cradock, K., Hagermoser, L., Kim, G., Frazier, J., & Coffey, B. (2001). Developmental aspects of obsessive compulsive disorder: Findings in children, adolescents, and adults. *Journal of Nervous & Mental Disease, 189,* 471–477.

Geller, D. A., Biederman, J., Faraone, S., Frazier, J., Coffey, B., Kim, G., & Bellordre, C. (2000). Clinical correlates of obsessive-compulsive disorder in children and adolescents referred to specialized and non-specialized clinical settings. *Depression and Anxiety, 11,* 163–168.

Geller, D. A., Biederman, J., Stewart, S., Mullin, B., Martin, A., Spencer,

T., & Faraone, S. (2003). Which SSRI? A meta-analysis of pharma-
cotherapy trials in pediatric obsessive-compulsive disorder. *American
Journal of Psychiatry, 160,* 1919–1928.

Hanna, G. (1995). Demographic and clinical features of obsessive–
compulsive disorder in children and adolescents. *Journal of the
American Academy of Child & Adolescent Psychiatry, 34,* 19–27.

Institute of Medicine. (2001). *Crossing the quality chasm: A new health
system for the 21ˢᵗ century.* Washington, DC: National Academy Press.

March, J., Frances, A., Carpenter, D., & Kahn, D. (1997). Expert consen-
sus guidelines: Treatment of obsessive-compulsive disorder. *Journal of
Clinical Psychiatry, 58,* 1–72.

Meyer, V. (1966). Modification of expectations in cases with obsessive ritu-
als. *Behavioral Research and Therapy, 4,* 270–280.

Pediatric OCD Treatment Study Team. (2004). Cognitive-behavioral ther-
apy, sertraline, and their combination for children and adolescents with
obsessive-compulsive disorder: The Pediatric OCD Treatment Study
(POTS) randomized controlled trial. *Journal of the American Medical
Association, 292,* 1969–1976.

Piacentini, J., Bergman, R. L., Jacobs, C., McCracken, J., & Kretchman, J.
(2002). Cognitive-behaviour therapy for childhood obsessive–
compulsive disorder: Efficacy and predictors of treatment response.
Journal of Anxiety Disorders, 16, 207–219.

Piacentini, J., Bergman, R. L., Keller, M., & McCracken, J. (2003a).
Functional impairment in children and adolescents with obsessive
compulsive disorder. *Journal of Child and Adolescent Psychopharmacol-
ogy, 13,* 61–70.

Piacentini, J., Gitow, A., Jaffer, M., Graae, F., & Whitaker, A. (1994).
Outpatient behavioral treatment of child and adolescent obsessive
compulsive disorder. *Journal of Anxiety Disorders, 8,* 277–289.

Piacentini, J., & Langley, A. (2004). Cognitive-behavioral therapy for chil-
dren who have obsessive-compulsive disorder. *Journal of Clinical Psy-
chology, 60,* 1181–1194.

Piacentini, J., Langley, A., Roblek, T., Chang, S., & Bergman, R. (2003b).
*Multimodal CBT treatment for childhood OCD: A combined individual
child and family treatment manual* (3rd rev.). Los Angeles, CA: UCLA
Department of Psychiatry.

Piacentini, J., March, J., & Franklin, M. (2006). Cognitive-behavioral
therapy for youngsters with obsessive-compulsive disorder. In

P. Kendall (Ed.), *Child and Adolescent Therapy: Cognitive-Behavioral Procedures* (3rd ed., pp. 297–321). New York: Guilford.

Rapoport, J., Inoff–Germain, G., Weissman, M. M., Greenwald, S., Narrow, W. E., Jensen, P. S., Lahey, B. B., & Canino, G. (2000). Childhood obsessive-compulsive disorder in the NIMH MECA Study: Parent versus child identification of cases. *Journal of Anxiety Disorders, 14*, 535–548.

Stewart, S., Geller, D., Jenike, M., Pauls, D., Shaw, D., Mullin, B., & Faraone, S. (2004). Long-term outcome of pediatric obsessive–compulsive disorder: A meta-analysis and qualitative review of the literature. *Acta Psychiatrica Scandinavica, 110*, 4–13.

Valderhaug, R., Larsson, B., Gotestam, G., & Piacentini, J. (2007). An open clinical trial with cognitive behavior therapy administered in outpatient psychiatric clinics to children and adolescents with OCD. *Behavior Research and Therapy, 45*, 577–589.

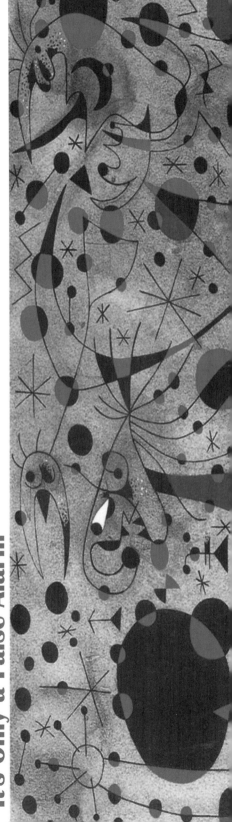

有效的疗法

认知行为治疗自助丛书

主编 雷蒙·迪吉赛普
主译 王建平

遇到假警报的时候 自救书

[美] 约翰·皮亚琴蒂尼（John Piacentini）
奥德拉·兰利（Audra Langley）
塔米·罗布莱克（Tami Roblek） 著

张璐 译

中国人民大学出版社·北京

It's Only a False Alarm

Cognitive-Behavioral Treatment of Childhood OCD: It's Only a False Alarm, Therapist
Guide by John Piacentini, Audra Langley, Tami Roblek
ISBN: 9780195310511
Copyright © 2007 by Oxford University Press, Inc.

It's Only a False Alarm, Workbook by John Piacentini, Audra Langley, Tami Roblek
ISBN: 9780195310528
Copyright © 2007 by Oxford University Press, Inc.

Cognitive-Behavioral Treatment of Childhood OCD: It's Only a False Alarm, Therapist
Guide & Workbook was originally published in English in 2007. This translation is pub-
lished by arrangement with Oxford University Press.

Simplified Chinese version © 2009 by China Renmin University Press.

目 录
CONTENTS

CONTENTS

第一章
第一次会谈

欢迎辞！

　　欢迎来到"儿童青少年强迫症"的计划项目！你和你的治疗师将一起运用这本自助手册来学习，如何处理你思想和行为上出现的被称为**强迫症**或 **OCD** 的问题。每次拜访治疗师，你都将使用这本手册。这种拜访被称为会谈。在第一次的会谈中，治疗师会和你及你的家人一起讨论强迫症，以及这一项目是如何帮助儿童感觉更好。在下一次会谈，治疗师将协助你及你的家人更好地理解强迫症如何影响你的生活，并为你量身制订一个计划来帮助你与这一问题进行战斗。

　　你的计划将包括：学习新的技巧以面对那些让你感到紧张或恐惧的事情，这种被称为**暴露疗法**的方法在每次会谈中都会用到。你同治疗师会像团队一样协作，共同来决定每周练习的内容，首先从你恐惧程度最低的想法和行为开始。这个计划执行得越好，你的强迫症好转得就越快。在项目结束的时候，你的强迫症应该会得到明显的改善，甚至完全消失。这本自助手册按照 12 次会谈的内容来划分。有些儿童需要的会谈次数会超过 12 次，而另一些则可能不需要那么多。你和治疗师会一起决定对你来说最适合的会谈次数，以及使用这本自助手册的方式。

　　你的家人会与你一起完成这一计划项目。治疗师也会与他们进行会谈，并告诉他们如何更好地帮助你。

　　治疗师做的第一件事就是向你解释：什么是强迫症。

什么是强迫症？

　　强迫症又被称为 OCD。如果你患有强迫症，你很可能会为许多事感到担心，有时还会感到紧张和恐惧。也许你会害怕触碰某些东西，因为你认为它们很肮脏或布满细菌。也许你担心会有什么不好的事情发生在你或你所爱的人身上。这类消极的想法被称为**强迫思维**。

　　强迫思维是指你头脑里那些让你感到焦虑、不安或烦恼的想法、图像、愿望、感受或感觉。就像我们刚才所谈到的，这些想法可能是关于肮脏或布满细菌的东西，可能是会发生在你或其他人身上不好的事情，或者仅是一种感觉某事有问题或不对头的想法。有这些想法的人通常都不想这样想，并且试图通过做一些特定的事情来摆脱它们，比如反复洗手、数数、重复、不停地检查或做其他一些特别的事情来让自己感到好受一点。有时这些想法或感觉会让儿童想要不停地做某事，直到他们感到"差不多"或"可以了"。

　　是否有一些想法让你感到紧张或担心？一些儿童把这些想法叫做他们的"烦恼"、"讨厌的想法"、"强迫的想法"或"恐怖的想法"。

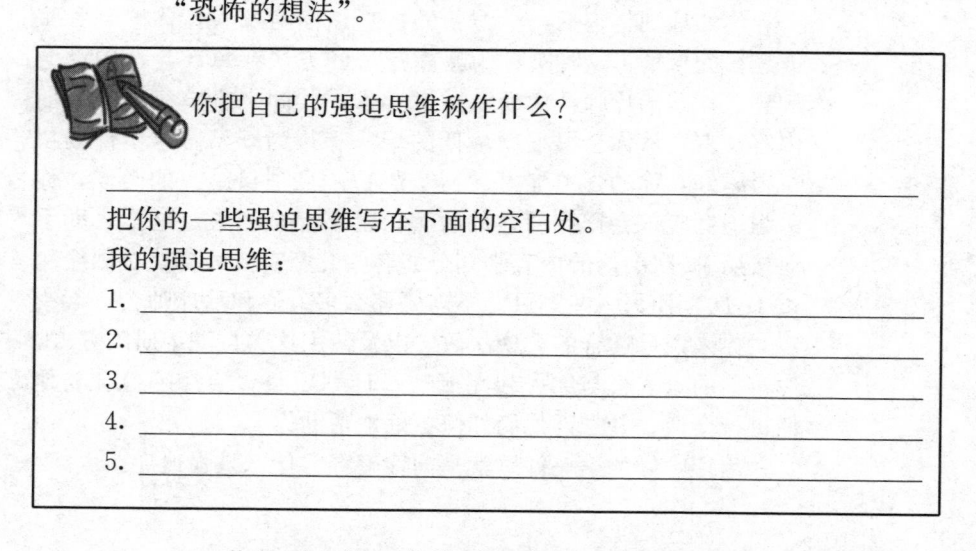

你把自己的强迫思维称作什么？

把你的一些强迫思维写在下面的空白处。
我的强迫思维：

1. _____

2. _____

3. _____

4. _____

5. _____

　　你是否会做一些特别的事情来驱赶那些不好的想法？你

所做的被称为**强迫行为**的这类事情包括数数和不断地检查，还包括不停地洗手或其他东西、检查或重复做一件事、用一种特定的方式或固定的次数表达。有时儿童会用不同的说法来称呼他们的强迫行为，如"习惯"、"恐怖"、"仪式"或"窍门"。

你怎样称呼你的强迫行为？

_____

我的强迫行为：

1. _____

2. _____

3. _____

4. _____

5. _____

OCD 就像一种虚假的火警

我们可以举一个火警的例子来理解 OCD 是如何起作用的。你曾经在学校里或其他公共场合听到过火警响起吗？很响的铃声和老师叫你离开学校的声音让你感到焦虑，所以你想离开大楼去一个安全的地方。但是，有时候，要么因为意外，要么因为恶作剧，没有火灾发生时火警也会响起。即使没有火灾，只要铃声一响，人们也会变得有些焦虑，并离开大楼到一个安全的地方。人们自认为有些危险的事情正在发生，但其实没有。OCD 就像一种虚假的火警。当 OCD 患者有一种强迫行为或可怕的想法时，就像有人在你脑袋里拉了一下火警。然而，就像一次虚假的火警一样，周围并不真的有什么危险的东西。我们将会使用一种叫做认知行为疗法或简称为

CBT 的疗法来治疗你的 OCD。在 CBT 治疗期间，你将学会如何判断你的 OCD 恐惧是虚假警报，并认识到如果你不理它们，什么事也不会发生。

OCD 也会发生在其他儿童身上

你知道平均每一百名儿童就有一到两名患有 OCD 吗？这是一个很大的群体。你有没有发现学校或其他地方的一些人患有 OCD，或你认为他们可能患有 OCD？你可能没发现会有那么多的儿童患有 OCD，因为他们大都和你一样希望为这件事保密。我们可以计算一下你的学校中有多少同学可能患有 OCD，我猜你会对这个数字感到非常惊讶。

有多少儿童患有 OCD？

$$\underline{\hspace{3cm}} \times 2\% = \underline{\hspace{3cm}}$$

♯在校学生	患 OCD	学校中患 OCD
的人数	儿童的比例	儿童的人数

我想你同样不知道其实每个人都有过一些奇怪、吓人或怪异的想法。问题在于尽管这些想法不是真实的，但 OCD 能让它们扎根在你的头脑中，并让你真切地为它们感到担心或难受。

引起 OCD 的原因是什么？

对于大多数人来说，OCD 是一个医学问题。我们的身体由许多不同的化合物组成，这些化合物控制着我们做的所有事，如吃饭、睡觉、奔跑、思考和感受。不同的人体内所拥有的这些化合物的数量会存在微小的差异。就是这些差异让每个人与其他人不同。一些医生和科学家认为 OCD 患者体内的某些化合物同其他人相比可能多了或者少了一点，其中有一种被称为 **5-羟色胺**的化合物。这可能是 OCD 患者出现"虚假警报"的想法和感受，或不由自主地会比其他人多做一些特殊事情的原因之一。但你不用担心，你和治疗师正在进行的计划将会解决这一问题，并帮助你好起来或完全摆脱 OCD 的困扰。

一些 OCD 患者认为他们的问题很罕见，或者认为他们和其他人有着很大差异，其实患 OCD 和出现其他一些身体疾病或症状是一样的，如哮喘、糖尿病或因需要而戴眼镜或牙箍。人们配戴眼镜或牙箍是因为他们的眼睛或牙齿有问题，哮喘患者在呼吸上存在问题，而患糖尿病则意味着你的身体在掌控糖分上出现了问题。同样的，OCD 的问题出在了你如何控制自己的思想、感受和行为上。OCD 与其他这些问题很相似，只是表现方式不同。OCD 和哮喘一样容易在你感到疲惫、压力过大或身体不适的时候变得更糟。同样，OCD 通常不会自动痊愈，而且随着时间的推移它可能缓解或加重。OCD 的症状有时可能和发生在你或你所知的其他人身上的真实事件有关。例如，曾被困在电梯里的人可能会对电梯感到异常恐惧。在一些案例中，只要坐电梯，甚至只是看到电梯，他们都需要做一些仪式动作，如祷告、数数或其他事来赶走那些不好的感受。

OCD 的循环

你知道吗？你重复得越多，这些仪式就越强大。因为实际上在感到焦虑或出现虚假警报的想法或感受的时候，你就会教导自己进行这些仪式。因此重复这些仪式会让你错误地将它们看成是用来驱赶恐惧或虚假警报的想法和感受的唯一方法。下面这张图（图 1.1）显示了重复仪式是如何让你的 OCD 变得更糟的。

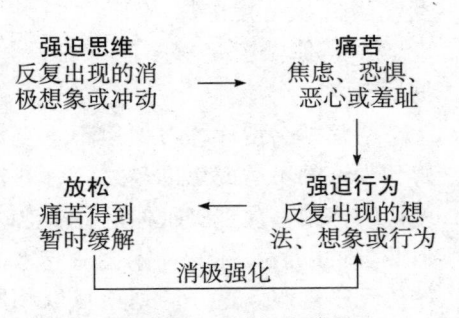

图 1.1 强迫思维—强迫行为的循环

目前的计划项目

目前的计划项目将帮助你学习如何控制你的 OCD，以及当你出现强迫思维或不得不进行重复仪式时并不会感到那么糟糕。需要牢记的是，你的 OCD 就像一种即使没有着火，却还让你感到担心的错误火灾预警。如果你出现一种负面的想法但并没有重复你的仪式，你认为会发生什么？你是否曾经有过希望重复你的仪式，但却没有完成的情况？那时发生了什么？在下面的横线上写下你的经历。

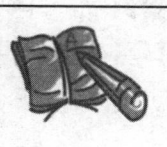

OCD 可能会让你感到自己的焦虑越来越强大，无法停止。但这并不是事实。像大多数人一样，你的焦虑很可能会自动停止，尽管它需要的时间可能会比你重复仪式更久一点。当你越是拒绝屈服于 OCD 的"虚假警报"，它们就会越虚弱。当你做了足够多的练习，你的强迫思维甚至有可能会彻底消失。

治疗师会帮你练习如何不重复你的仪式，一开始这会让你感到少许的不适或焦虑。这一练习被称为**暴露加反应阻止**。这就像当你第一次把脚趾伸进游泳池时，你会觉得水非常非常冷，但几分钟以后，你的身体会适应水的温度，而你的脚趾则会开始感到很舒服。这一计划项目以相同的原理工作。暴露练习会从那些对你困扰最小的强迫思维或行为开始。等你适应了比较简单的练习，你就会慢慢开始进行更难的练习。治疗师将和你共同决定何时以何种方式开始更困难的暴露。

行为的奖励方案

　　我们知道参加治疗并尝试克服你的 OCD 意味着很多工作和练习。治疗师会与你的家人进行讨论并建立一个奖励机制，这样就能让你知道他们为你在同 OCD 抗争中所付出的努力感到多么骄傲。

　　和你的治疗师及家人一起进行一次头脑风暴，用下面提供的表格将这些奖励记录下来。

我的奖励方案	
我所做的：	我的奖励：

持续监控你的症状

　　在第一次会谈中，治疗师会教你如何用一个被称为"**我的症状日记**"的表格来持续监控你的强迫思维和强迫行为。这里有一张空白的表格和一份已经完成的日记作为样本（图 1.2），在填写自己的日记时你可以把它当作参考。

我的症状日记

这个日记将帮助你记录你在治疗期间讨论的一些 OCD 症状。请在每次你觉得像是有这一症状、每次确实有这一症状的时候作记录，并对这一症状作出 OCD 温度计评估。如果你的症状发生得过于频繁而不能每次都进行评估，那么你的治疗师会和你确定一个特定的时间段来作记录。

症状：_____

日期	时间	强迫思维（或担心）	强迫行为

这个日记将帮助你记录你在治疗期间讨论的一些 OCD 症状。请在每次你觉得像是有这一症状、每次确实有这一症状的时候作记录，并对这一症状作出 OCD 温度计评估。如果你的症状发生得过于频繁而不能每次都进行评估，那么你的治疗师会和你确定一个特定的时间段来作记录。

症状：**害怕触摸浴室的门把手**

日期	时间	强迫思维（或担心）	强迫行为
10.4	上午 9: 00	细菌，会生病	用袖子垫着开门
10.5	上午 9: 30	细菌，会生病	开门后洗手
10.5	上午 12: 30	细菌，会生病	开门后洗手
10.6	上午 11: 15	细菌，会生病	开门后洗手
10.7	上午 8: 20	细菌，会生病	使用其他卫生间
10.7	下午 3: 45	细菌，会生病	使用其他卫生间
10.7	下午 9: 15	细菌，会生病	用袖子垫着开门
10.8	上午 9: 25	细菌，会生病	开门后洗手
10.8	下午 5: 15	细菌，会生病	开门后洗手

图 1.2 "我的症状日记"样本

练习

- 在这次会谈的最后，治疗师会让你填写一个叫做 CY-BOCS 的表格，这个表格会帮助他/她了解你的症状。如果有必要，你的家人会协助你一起完成。
- 在接下来的一周里，使用"我的症状日记"来监控你的强迫思维和强迫行为。
- 和你的家人一起制订一套计划来奖励你在参与治疗期间所作出的努力。

第二章
第二次会谈

OCD 温度计

OCD 温度计（图 2.1）就像普通的温度计一样，只不过它不是用来测量温度，而是用来测量焦虑和其他一些糟糕的感受。大一些的数字表示非常糟糕或焦虑的感受（10 代表你曾经有过的最糟糕的感受），而小一些的数字则表示你几乎没有任何糟糕或焦虑的感受。零代表一点也不焦虑。你是否能够想到一些事情让你的情绪在一个比较低的温度？一个中等的温度？或一个很高的温度？你将使用 OCD 温度计来评估你的 OCD 症状，从最不令人苦恼的到最令人苦恼的。

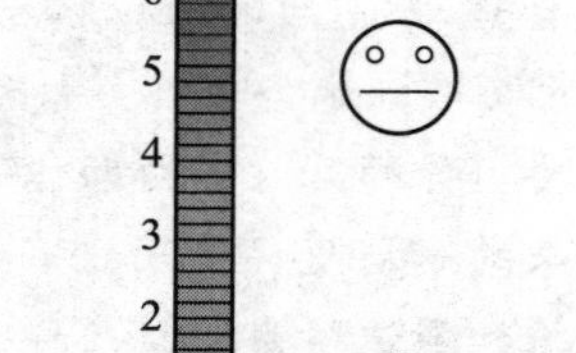

最难以忍受（最大的恐慌或苦恼）

最容易忍受（最小的恐慌或苦恼）

图 2.1　OCD 温度计

我的症状清单

使用第 8 页的表格列出你的 OCD 症状。这张清单会帮助你和治疗师来决定每次会谈中应关注哪些症状。还记得在第一次会谈时我们谈到过的暴露吗？这张清单上的症状将会成为你暴露练习的内容。你需要使用 OCD 温度计来评估清单上的各项症状。你将会从面对仅让你感到些微不舒服的事情开始，然后以你自己的步调逐渐涉及更困难的事情。这就像你要进入游泳池。首先，你会先伸你的脚趾进去以适应水温，然后是膝盖，等到没什么问题，才会再更进一步。

你和治疗师会一起为需要解决的症状排好顺序。当感到太困难的时候，你不必非要接受任何形式的暴露。换句话来说，你不需要马上走到游泳池中水位到达胸部的位置。你或许想让脚和腿在水里多待一会，直到你感到不难受为止。到那时，更进一步让池水到达胸部就不会显得那么困难或可怕了。

你和治疗师将讨论初次暴露的内容。下次会谈，你会在治疗师的陪伴下练习这一暴露。

练习

■ 在接下来的一周，使用"我的症状日记"来监控自己的强迫思维和强迫行为。

我的症状清单

姓名：_____

OCD 温度计等级

日期				
会谈次数	1			
症状				

我的症状日记

　　这个日记将帮助你记录你在治疗期间讨论的一些 OCD 症状。请在每次你觉得像是有这一症状、每次确实有这一症状的时候作记录，并对这一症状作出 OCD 温度计评估。如果你的症状发生得过于频繁而不能每次都进行评估，那么你的治疗师会和你确定一个特定的时间段来作记录。

　　症状：_____

日期	时间	强迫思维（或担心）	强迫行为	OCD 温度计（0～10）

第三章
第三次会谈

回顾过去的一周

在第三次会谈以及接下来每一次会谈的开始，你都会用几分钟的时间告诉治疗师上次会面以后这段时间的感受。填写下面的空白表格，这样你和治疗师就能够讨论你都做了些什么，以及是否有一些好的变化发生在你身上。

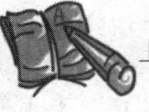 上周都发生了哪些好的变化？

写下上周发生的一件你所做的或发生在你身上的好的变化：

_____

_____

写下一件上周发生的你和OCD斗争的事情：

_____

_____

你的第一次暴露

今天你将进行第一次暴露。你会和治疗师一起从"我的症状清单"中找出一个最适合的症状作为开始。有时，那些让儿童在家或学校感到焦虑的事情，在咨询室却无法让儿童感到同样焦虑。因此你可能需要尝试几种不同的事情来确定哪件事是最佳选择。你和治疗师将像做实验一样检测这些假设或想法。

暴露有很多不同的方式。例如，如果你害怕细菌或触碰脏的东西，你的治疗师可能会让你摸一些并不很干净的东西，并帮助你阻止想马上洗手的冲动。如果你的强迫行为是把书或纸张按照特定的顺序摆放好，那么你的治疗师可能会让你故意把它们弄乱，并阻止你重新把它们摆放好。

在暴露的过程中，治疗师会时刻关注你的感受，并要求你使用 OCD 温度计来评估自己焦虑或紧张的程度。仔细留意暴露练习的完成过程是十分重要的，因为治疗师会让你自己在家进行练习。治疗师会帮助你设定一个家庭练习的计划，并告诉你如何使用这里的"ERP 练习表"来追踪记录你的 OCD 温度计的等级。在这项计划中，每周你都会得到这张表格的拷贝。如果需要更多，你可以把它们从自助手册上复印下来，或从同步网站 www.oup.com/us/ttw 上下载。

练习

■ 在家中自行练习这次会谈中所做的暴露。

■ 用连线在"ERP 练习表"中标出你的 OCD 温度计的等级，并在下一次会谈时带到咨询室。

ERP 练习表

姓名: _____ 日期: _____

症状: _____

_____

_____

暴露: _____

_____

_____

对抗 OCD 思维的方法: _____

_____

_____

纵轴: OCD温度计 (0–10)
横轴: 次数或试验 (1–8)

第四章
第四次会谈

回顾过去的一周

　　像上次会谈一样，你将会用几分钟的时间跟治疗师谈谈上次见面后这段时间的感受。同样的，你还需要填写下面的表格，这样你和治疗师就能够讨论你都做了些什么，以及是否有一些好的变化发生在你的身上。

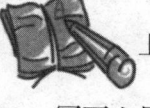 上周都发生了哪些好的变化？

写下上周发生的一件你所做的或发生在你身上的好的变化：

_____

_____

写下一件上周发生的你同 OCD 斗争的事情：

_____

_____

　　接下来，你将填写下面的**"儿童/青少年用总体改善程度评估表"**。这张表格将会显示自从开始这项计划项目以来，你的 OCD 有多大程度的改善。通过这一方式，你和治疗师可以很好地对治疗进展加以监控。

姓名：_____   日期：_____

在最能够描述你开始治疗后对自己 OCD 改善程度的感受的数字上画圈。

1. 非常多的改善   2. 很多改善   3. 一些改善   4. 没有变化

5. 有一点糟   6. 更糟   7. 非常糟

在最能够描述你开始治疗后对自己总体功能改善程度的感受的数字上画圈。

1. 非常多的改善   2. 很多改善   3. 一些改善   4. 没有变化

5. 有一点糟   6. 更糟   7. 非常糟

补充说明：_____

_____

_____

改变你的 OCD 思维

今天，治疗师会教你一种方法来帮助你控制那些让你想要完成仪式行为的思维。你将会谈论你的 OCD 思维，然后想出一些能更有效地帮助自己同 OCD 作斗争的想法。这被称为**认知重建**，通过这种方法，你在暴露练习时感到的焦虑将会减轻。

例如，OCD 让你认为在用手摸过门把以后你会生病。一个更有效的想法可能是，有那么多人摸过了同一个门把手却没有生病。就你所知有多少人会因为触碰门把手而生病呢？或许一个也没有。如果你的 OCD 让你对触碰一些东西感到害怕，那么这儿有一些问题你可以用来问自己：

- ▨ 如果我摸了_____，我有多大的几率会生病？
- ▨ 有多少人因为摸过_____而生病？
- ▨ 每一个摸过_____的人都会生病吗？

写下你的一个 OCD 思维：

_____

能否想出一些可以用来有效对抗这一思维的想法？列在下面：
1. _____
2. _____
3. _____

这里还有一些其他想法可以被用来控制你的 OCD：

- 这只是我的 OCD 在说话。
- 如果我不做那些仪式行为是不会有坏事发生的，这只是一次错误的预警。
- 我要比我的 OCD 更强大；我不需要向它屈服。
- 我越坚持不向我的 OCD 屈服，它就越弱小。

有时你会比你的 OCD 强大，而其他一些时候，你的 OCD 会比你强大。为你的 OCD 画张画像是另一种能够帮助你同它抗争的方法。首先，想一想当你的 OCD 比你强大时它是什么样子，并把它画下来。

当 OCD 掌控我时，它看上去是什么样子？

接下来，想想当你比你的 OCD 更强大时它是什么样子，并把它画下来。

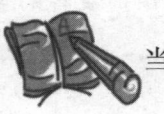 当我掌控 OCD 时，它看上去是什么样子？

当你做暴露练习时，看着或想着这些画是挑战 OCD 思维的另一种方式。有时，为你的 OCD 起一个滑稽的名字也会有所帮助。想一个滑稽的名字来称呼你的 OCD，并把它写在下面：

_____

暴露

在这次会谈中你将做更多的暴露练习。还记得上次会谈的练习吗？这一次你可能会针对症状列表上更难的一个症状展开练习。

在暴露的过程中，治疗师会时刻关注你的感受，并要求你使用 OCD 温度计来评估自己焦虑或紧张的程度。治疗师会提醒你使用有效的想法来同你的 OCD 思维作斗争，这样你在暴露时所产生的焦虑会有所减少。

练习

■ 在家中自行练习这次会谈中所做的暴露。

■ 用连线在"ERP 练习表"中标出你的 OCD 温度计的等
级，并在下一次会谈时带到咨询室。

ERP 练习表

姓名：_____ 日期：_____

症状：_____

_____

_____

暴露：_____

_____

_____

对抗 OCD 思维的方法：_____

_____

_____

_____

次数或试验

第五章

第五次会谈

回顾过去的一周

像上次会谈一样，你将会用几分钟的时间跟治疗师谈谈上次见面后这段时间的感受。同样的，你还需要填写下面的表格，这样你和治疗师就能够讨论你都做了些什么，以及是否有一些好的变化发生在你的身上。

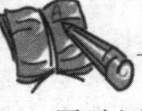 上周都发生了哪些好的变化？

写下上周发生的一件你所做的或发生在你身上的好的变化：

_____

_____

写下一件上周发生的你同 OCD 斗争的事情：

_____

_____

重新评估你的症状清单

今天，你和治疗师将回顾"我的症状清单"，并用 OCD 温度计重新评估你的症状。在计划项目开始时你对一些症状做出

的评估到现在可能已经发生了变化。

在"我的症状清单"上加入一些你开始治疗以来可能留意到的任何新的症状，并在第五次会谈的表格中填写新的评估状况。

同治疗项目开始时相比，一些在会谈和家中得到处理的症状可能已经变得不那么难受或更容易应对了。如果出现这样的信号，那就说明你的努力工作是值得的。你变得更强大，而你的OCD变得更虚弱！不过，对有些人来说，看到这些改变可能需要更长一点的时间。如果你的症状评估没有发生变化，那么，你可以同治疗师讨论一下，看看还要对这些项目做些什么工作。

暴露

在更新完你的症状清单后，接下来，治疗师将和你一起选择将要开始暴露的项目。在暴露过程中，治疗师会时刻关注你的感受，并要求你使用OCD温度计来评估自己焦虑或紧张的程度。治疗师会提醒你使用有效的想法来同你的OCD思维作斗争，这样你在暴露时所产生的焦虑会有所减少。

OCD思维

你知道每个人都会有令人烦恼的和不想要的想法吗？实际上，没有OCD的人也有与OCD患者同样类型和数量的想法。最大的区别在于，没有OCD的人不去注意这些可怕的想法，而OCD患者却会注意。大多数人不会被可怕的想法弄得心烦，而是仅仅把这些想法当作一种背景噪音——就像电视就在某个地方，但你不会去看它一样。你可能听到声音，但大多数时候你甚至不知道它在说什么。不幸的是，OCD患者对他们自己的想法更敏感，并且很难忽略它们。

还记得我们在第四次会谈时讨论过的你同OCD思维作斗

争吗？正如之前所提到的，这被称为**认知重建**，这种方法同样能够帮助你处理那些不必要的思维或图像。一些 OCD 思维或图像之所以让你感到自己很糟，可能是因为你明知道这些思维毫无道理可言，却还仍然对它们感到害怕。或者是因为你并不认为这些思维是适当的或"正确的"，而且你并不认为这些思维应该出现在你的脑海里。一个可以让你自己感到更好的方法是试着用一些有益的想法去代替它们。例如，你可以提醒自己，OCD 思维并不是真实的，它们对你或其他任何人而言都没有任何意义。它们只是一些随机播放的背景噪音，就像电视、广播或 MP3 播放器。或者你可以告诉自己，每一个人——不光是患 OCD 的人——在不同时期都会有一些吓人的、尴尬的或者愚蠢的思维或想象，这些思维并没有什么特别。记住，这只是你的 OCD 在和你说话，并试着欺骗你会有一些不好的事情发生。但你知道这并不是真的，这些思维只是一种虚假警报。你可以回过头来告诉你的 OCD，你不会再被这种旧把戏欺骗了。

我的症状清单

姓名：

		OCD 温度计等级		
日期				
会谈次数	1	5		
症状				

选择一个 OCD 思维或图像来练习反驳，并写在下面：

_____

现在写下一些你能够对你的 OCD 思维或图像说的话，这些话能让你感到不那么糟糕，或能让你不必那么关注它们：

1. _____

2. _____

3. _____

面对你的 OCD 思维和图像

有很多不同的方法可以使你的 OCD 思维不这么干扰你。你可以在头脑中思考它们，把它们告诉你的治疗师，把它们记录下来或画出来，朗读这些文字，向你的治疗师或其他人展示这些图画，也可以让你的治疗师为你朗读这些文字，或唱出这些思维。你或许没有意识到，所有这些方法都是不同种类的暴露——这同你和治疗师已经在做的暴露练习是一样的。所不同的仅是这些方法都是在头脑中进行的，而不用采取行动。你和治疗师还可以想出一些其他的暴露方法来让你的 OCD 思维更少地干扰你。

对于大多数儿童来说，一开始最好先采用最容易应对的事情，然后再向更困难的暴露迈进。第一件事就是要选择最佳的起始点。

在下面写出你将要处理的 OCD 思维：

_____

下面的列表包括一系列你可以用来暴露这种思维的不同方法。在列表的空白处填写你和治疗师可能想到的其他方法。现在把暴露方法按照由易到难的顺序进行排列，从 1 开始。

排序（1 是最容易的）暴露列表

_____   想象这一思维

_____   写下这一思维

_____   画出这一思维的图像

_____   大声说出这一思维

_____   把这一思维告诉治疗师

_____   向治疗师展示这一思维的图画

_____   让治疗师朗读你对这一思维的描述

_____   唱出这一思维

_____   对这一思维进行录音并播放

_____   _____

_____   _____

当你把不同的暴露 OCD 思维的方法进行排序以后，你就可以从最容易的暴露方法开始了。使用"ERP 练习表"对你的 OCD 温度计的评估进行监控。这么做的目的是让你在进行每项暴露的时候不再感到焦虑。记得使用有益的想法来反驳你的 OCD。

练习
- 在家中自行练习这次会谈中所做的暴露。
- 用连线在"ERP 练习表"中标出你的 OCD 温度计的等级，并在下一次会谈时带到咨询室。

25

ERP 练习表

姓名：_____ 日期：_____

症状：_____

_____

_____

暴露：_____

_____

_____

对抗 OCD 思维的方法：_____

_____

_____

_____

次数或试验

第六章
第六次会谈

回顾过去的一周

　　像上次会谈一样，你将会用几分钟的时间跟治疗师谈谈上次见面后这段时间的感受。同样的，你还需要填写下面的表格，这样你和治疗师就能够讨论你都做了些什么，以及是否有一些好的变化发生在你的身上。

上周都发生了哪些好的变化？

写下上周发生的一件你所做的或发生在你身上的好的变化：

_____

_____

写下一件上周发生的你同 OCD 斗争的事情：

_____

_____

暴露

　　今天你和治疗师将从回顾过去一周你在家完成的作业开始。接着你会进行更多的暴露练习。

开始展望未来

　　在这个阶段你感觉怎么样？这是一个很好的时机来回顾你

做过的所有暴露练习，并对你已经完成的部分进行小结。你每周仍将不断应对症状清单上更靠前的项目，因此要使用所有你已经掌握的方法来帮助自己应对即将到来的暴露。

一些已经处理过的项目是否仍然会给你带来麻烦？如果是这样，治疗师会和你一起完成一些"改进练习"以使暴露练习进行得更加流畅。继续努力和治疗师一起在会谈中完成这些练习。像在之前的会谈中一样，在暴露的过程中，治疗师会时刻关注你的感受，并要求你使用OCD温度计来评估自己焦虑或紧张的程度。治疗师会提醒你使用有效的想法来同你的OCD思维作斗争，这样你在暴露时所产生的焦虑会有所减少。

你的 OCD 画像

在第四次会谈时，你画了一张画来表示当OCD控制你时它的样子。现在，可以再画一张画来表示治疗现阶段你的OCD是个什么样子。但这一次，画面上还要包括你自己，并展现出你将如何打倒OCD。用你喜欢的任何方式来作画——或许你是个超人，而你的OCD是个恶棍，又或许你能用一些其他的绘画方式来表示OCD被击退。最重要的是开动你的想象力。

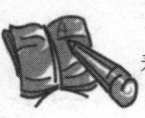 看看我将如何击退 OCD!

练习

■ 在家中自行练习这次会谈中所做的暴露。

■ 用连线在"ERP 练习表"中标出你的 OCD 温度计的等级，并在下一次会谈时带到咨询室。

ERP 练习表

姓名： _____ 日期： _____

症状： _____

_____

_____

暴露： _____

_____

_____

_____

对抗 OCD 思维的方法： _____

_____

_____

_____

OCD温度计

10
9
8
7
6
5
4
3
2
1
0

1　2　3　4　5　6　7　8

次数或试验

第七章
第七次会谈

回顾过去的一周

　　像上次会谈一样，你将会用几分钟的时间跟治疗师谈谈上次见面后这段时间的感受。同样的，你还需要填写下面的表格，这样你和治疗师就能够讨论你都做了些什么，以及是否有一些好的变化发生在你的身上。

上周都发生了哪些好的变化？

写下上周发生的一件你所做的或发生在你身上的好的变化：

_____

_____

写下一件上周发生的你同 OCD 斗争的事情：

_____

_____

重新评估你的症状清单

　　今天，你和治疗师将回顾你曾在第五次会谈时修正过的

"我的症状清单"。治疗师会要求你用 OCD 温度计重新评估你的症状。在"我的症状清单"上加入一些开始治疗以来你可能留意到的任何新的症状，并在第七次会谈的表格中填写新的评估状况。

和上次一样，你可能注意到有一些症状的评估水平变得更低。如果是这样，那说明你的努力是值得的。你变得更强大，而你的 OCD 变得更虚弱！不过，对有些人来说，看到这些改变可能需要更长一点的时间。如果你的症状评估并没有如你所希望的那样发生变化，你和治疗师可以讨论看看还能对这些项目做些什么工作。继续努力，并将注意力集中在你目前已经取得的进展上。

暴露

在更新完你的症状清单后，治疗师将和你一起回顾两次治疗之间你在家进行的暴露练习。接着你会进行更多的练习。继续向上移动你的症状清单，并开始练习那些评估等级更高的项目。在暴露的过程中，治疗师会时刻关注你的感受，并要求你使用 OCD 温度计来评估自己焦虑或紧张的程度。治疗师会提醒你使用有效的想法来同你的 OCD 思维作斗争，这样你在暴露时所产生的焦虑会有所减少。

为更难的暴露做好准备

正如我们在上次会谈中谈到的，你将会开始进行越来越难的暴露练习。看看你已取得的进步，你要相信自己！按照每次一级的速度，你将会有能力应对这些 OCD 项目。治疗师也将会给予你帮助。

31

练习

■ 在家中自行练习这次会谈中所做的暴露。
■ 用连线在"ERP 练习表"中标出你的 OCD 温度计的等级，并在下一次会谈时带到咨询室。

我的症状清单

姓名：

OCD 温度计等级

日期				
会谈次数	1	5	7	
症状				

姓名：_____ 日期：_____

症状：_____

_____

_____

暴露：_____

_____

_____

对抗 OCD 思维的方法：_____

_____

_____

_____

OCD温度计 / 次数或试验

第八章
第八次会谈

回顾过去的一周

像上次会谈一样，你将用几分钟的时间跟治疗师谈谈上次见面后这段时间的感受。同样的，你还需要填写下面的表格，这样你和治疗师就能够讨论你都做了些什么，以及是否有一些好的变化发生在你的身上。

上周都发生了哪些好的变化？

写下上周发生的一件你所做的或发生在你身上的好的变化：

_____

_____

写下一件上周发生的你同 OCD 斗争的事情：

_____

_____

接下来，你将再次填写儿童/青少年用总体改善程度评估表。这张表格将会显示自从开始这项计划项目以来，你的 OCD 症状有多大程度的改善。

儿童/青少年用总体改善程度评估表

姓名：_____   日期：_____

在最能够描述你开始治疗后对自己 OCD 改善程度的感受的数字上画圈。

1. 非常多的改善   2. 很多改善   3. 一些改善   4. 没有变化

5. 有一点糟   6. 更糟   7. 非常糟

在最能够描述你开始治疗后对自己总体功能改善程度的感受的数字上画圈。

1. 非常多的改善   2. 很多改善   3. 一些改善   4. 没有变化

5. 有一点糟   6. 更糟   7. 非常糟

补充说明：_____

_____

_____

_____

暴露

今天你将和治疗师一起回顾你在家完成的暴露练习。然后你会自己独立练习那些在 OCD 温度计的评估中等级更高的项目。

在暴露的过程中，治疗师会时刻关注你的感受，并要求你使用 OCD 温度计来评估自己焦虑或紧张的程度。治疗师会提醒你使用有效的想法来同你的 OCD 思维作斗争，这样你在暴露时所产生的焦虑会有所减少。

开始更难的暴露

在项目的这个阶段，你可能已经开始应对那些在你所记录的症状清单中排名更靠前的项目了。这也是你必须让自己更努力同 OCD 真正进行战斗的时刻。因为你已经练习过列清单上等级较低的项目，等级更高的项目看上去可能已经没有那么困难了。治疗师会帮助你将这些新的暴露练习尽可能地分拆为更容易、更小的一些步骤。同时，当你以自己的方式开展这些项目时，你已经掌握的工具将会继续为你提供帮助。

到目前为止，将在你同 OCD 的战斗中起到过帮助的事情写在下面：

1. _____

2. _____

3. _____

4. _____

5. _____

练习

■ 在家中自行练习这次会谈中所做的暴露。
■ 用连线在"ERP 练习表"中标出你的 OCD 温度计的等级，并在下一次会谈时带到咨询室。

36

ERP 练习表

姓名：_____ 日期：_____

症状：_____

_____

_____

暴露：_____

_____

_____

对抗 OCD 思维的方法：_____

_____

_____

_____

第九章
第九次会谈

回顾过去的一周

　　像上次会谈一样，你将用几分钟的时间跟治疗师谈谈上次见面后这段时间的感受。同样的，你还需要填写下面的表格，这样你和治疗师就能够讨论你都做了些什么，以及是否有一些好的变化发生在你的身上。

上周都发生了哪些好的变化？

写下上周发生的一件你所做的或发生在你身上的好的变化：

_____

_____

写下一件上周发生的你同 OCD 斗争的事情：

_____

_____

重新评估你的症状清单

　　今天，你和治疗师将回顾你曾在第七次会谈时修正过的"我的症状清单"。治疗师会要求你用 OCD 温度计重新评估你的症状。在"我的症状清单"上加入一些开始治疗以来你可能留意到的任何新的症状，并在第九次会谈的表格中填写新的评估状况。

我的症状清单

姓名：_____

OCD 温度计等级

日期				
会谈次数	1	5	7	9
症状				

到目前为止，一些项目的评估水平可能变得更低了。这让你感觉如何？你看到这些进步了吗？你做得很棒，并变得更强大，而你的 OCD 变得更虚弱！

是否有一些你已经在处理的但仍然让你感到困扰的项目？对有些人来说，看到这些改变可能需要更长一点的时间。如果你的症状评估并没有如你所希望的那样出现变化，那么你和治疗师可以讨论看看还能对这些项目做些什么工作。

暴露

在更新完你的症状清单后，治疗师将和你一起回顾在两次治疗之间你在家进行的暴露练习。接着你将对清单上的下一个项目进行暴露练习。如果这些更困难的暴露让你感到特别恐惧或焦虑，记得使用你已经学过的认知重建技术。

在暴露的过程中，治疗师会时刻关注你的感受，并要求你使用 OCD 温度计来评估自己焦虑或紧张的程度。治疗师会提醒你使用有效的想法来同你的 OCD 思维作斗争，这样你在暴露时所产生的焦虑会有所减少。

为计划项目的结束做准备

目前你已经应对你的 OCD 好几周了，治疗师可能会希望和你讨论计划项目的结束。

对于已经取得的进步你有什么想法？对于即将完成的这一项目你有何感受？对于治疗之后可能会发生什么，你是否有任何担心或恐惧？在下面写出你对于项目即将结束的感受。

在下面的表格中写出你想要询问治疗师的任何问题，或你想在项目结束之前与治疗师讨论的任何事情。

1. _____

2. _____

3. _____

4. _____

5. _____

练习

■ 在家中自行练习这次会谈中所做的暴露。

■ 用连线在"ERP 练习表"中标出你的 OCD 温度计的等级，并在下一次会谈时带到咨询室。

ERP 练习表

姓名：＿＿＿＿＿＿＿＿＿＿＿＿＿＿ 日期：＿＿＿＿＿＿＿＿

症状：＿＿＿＿＿＿＿＿＿＿＿＿＿＿＿＿＿＿＿＿＿＿＿＿＿

＿＿＿＿＿＿＿＿＿＿＿＿＿＿＿＿＿＿＿＿＿＿＿＿＿＿＿＿

＿＿＿＿＿＿＿＿＿＿＿＿＿＿＿＿＿＿＿＿＿＿＿＿＿＿＿＿

暴露：＿＿＿＿＿＿＿＿＿＿＿＿＿＿＿＿＿＿＿＿＿＿＿＿＿

＿＿＿＿＿＿＿＿＿＿＿＿＿＿＿＿＿＿＿＿＿＿＿＿＿＿＿＿

＿＿＿＿＿＿＿＿＿＿＿＿＿＿＿＿＿＿＿＿＿＿＿＿＿＿＿＿

对抗 OCD 思维的方法：＿＿＿＿＿＿＿＿＿＿＿＿＿＿＿＿＿

＿＿＿＿＿＿＿＿＿＿＿＿＿＿＿＿＿＿＿＿＿＿＿＿＿＿＿＿

＿＿＿＿＿＿＿＿＿＿＿＿＿＿＿＿＿＿＿＿＿＿＿＿＿＿＿＿

＿＿＿＿＿＿＿＿＿＿＿＿＿＿＿＿＿＿＿＿＿＿＿＿＿＿＿＿

纵轴：OCD温度计 0 1 2 3 4 5 6 7 8 9 10

横轴：1 2 3 4 5 6 7 8

次数或试验

第十章
第十次会谈

回顾过去的一周

　　像上次会谈一样，你将用几分钟的时间跟治疗师谈谈上次见面后这段时间的感受。同样的，你还需要填写下面的表格，这样你和治疗师就能够讨论你都做了些什么，以及是否有一些好的变化发生在你的身上。

上周都发生了哪些好的变化?

写下上周发生的一件你所做的或发生在你身上的好的变化:

_____

_____

写下一件上周发生的你同 OCD 斗争的事情:

_____

_____

暴露

　　今天你将和治疗师一起回顾你在家完成的暴露练习。然后你会练习更多的暴露，暴露的对象将是一些在你所制定的"我的症状清单"中最高等级的症状。

　　同样的，在暴露过程中，治疗师会时刻关注你的感受，并要求你使用 OCD 温度计来评估自己焦虑或紧张的程度。治疗师

43

会提醒你使用有效的想法来同你的 OCD 思维作斗争，这样你在暴露时所产生的焦虑会有所减少。

在计划项目结束后继续同 OCD 作斗争

项目进行到现在，你可能只剩下几次会谈。到目前为止，你已经学会了一些能够帮助自己控制并应对 OCD 的方法。在项目结束后，你可以继续使用这些方法。继续练习并使用这些方法的一个办法是，你可以假装自己是一名治疗师，正在帮助其他人克服 OCD。如果有一个人希望你能够帮助他应对 OCD，你会怎么做？让我们从头开始。

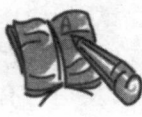

首先，你会跟他如何解释 OCD?

_____

_____

写下这个人的两个 OCD 症状。试着写下你有过但还没有在治疗中处理过的症状，或者你自己还没出现过，但你觉得可能在将来会出现的症状。

症状 1: _____

症状 2: _____

下一步是找出针对每一个症状的暴露练习及有用的想法。你可以用下面提供的 ERP 练习表来进行。完成每一个症状的 ERP 练习表。在找到针对每个症状的暴露练习及有用的想法后，完成每个练习表中的曲线图，它将显示出你认为这些暴露练习对于这个人所起到的作用有多好。

好了，太棒了！你已经能够在完成项目以后用相同的策略来应对任何可能开始困扰你的 OCD 的症状了。

没有 OCD 的生活

患 OCD 最糟糕的事情之一在于，它能够把很多事情都搞得

一团糟，无论是在学校和朋友在一起，还是在家和家人在一起。然而，对于大多数儿童而言，OCD 好转的同时也意味着那些在家、在学校和其他人在一起进行的事情得到改善。对你来说是不是也是这样？用一分钟来想想那些过去因为 OCD 而使你做起来很困难的事情。现在它们发生了什么样的变化？

ERP 练习表

姓名：_____ 日期：_____

症状：_____

_____

_____

暴露：_____

_____

对抗 OCD 思维的方法：_____

_____

_____

_____

次数或试验

ERP 练习表

姓名：_____ 日期：_____

症状：_____

_____

_____

暴露：_____

_____

_____

_____

对抗 OCD 思维的方法：_____

_____

_____

_____

次数或试验

OCD温度计

写下一些你现在能做到但过去会因为 OCD 而很难做到的事情。

1. _____

2. _____

3. _____

4. _____

5. _____

　　如果你能在上面的列表中写下一些事情，那说明你变得更强大，而你的 OCD 变得更虚弱。恭喜你！你的努力是非常值得的。不过，对有些儿童来说，要看到这些在家、在学校和其他人在一起的事情得到好转可能需要更长一点的时间。如果是这样，继续坚持治疗是很重要的。治疗师将和你一起找到一些方法来使这些事情变得好起来。尽管这需要更多一点的时间，但你越坚持同 OCD 作斗争，事情就越会往好的方向发展。

练习
- -

■ 在家中自行练习这次会谈中所做的暴露。

■ 用连线在"ERP 练习表"中标出你的 OCD 温度计的等级，并在下一次会谈时带到咨询室。

ERP 练习表

姓名：_____ 日期：_____

症状：_____

_____

_____

暴露：_____

_____

_____

_____

对抗 OCD 思维的方法：_____

_____

_____

_____

_____

次数或试验

第十一章
第十一次会谈

回顾过去的一周

　　像上次会谈一样，你将会用几分钟的时间跟治疗师谈谈上次见面后这段时间的感受。同样的，你还需要填写下面的表格，这样你和治疗师就能够讨论你都做了些什么，以及是否有一些好的变化发生在你的身上。

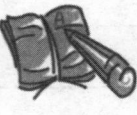
上周都发生了哪些好的变化？

写下上周发生的一件你所做的或发生在你身上的好的变化：

_____

_____

写下一件上周发生的你同 OCD 斗争的事情：

_____

_____

重新评估你的症状清单

　　在会谈一开始，你和治疗师将回顾"我的症状清单"，并用

OCD 温度计重新评估你的症状。在"我的症状清单"上加入一些开始治疗以来你可能留意到的任何新的症状，并在第十一次会谈的表格中填写新的评估状况。

到目前为止，你的大部分症状的评估水平可能都比项目刚开始时降低了很多。如果没有你的全力以赴，这不可能实现。你工作得非常努力，应该为自己感到十分骄傲。

这让你感觉如何？你看到这些进步了吗？你做得很棒，并且你自己变得更强大，而你的 OCD 变得更虚弱！

是否有一些你已经在处理的但仍然让你感到困扰的项目？对有些人来说，看到这些改变可能需要更长一点的时间。如果你的症状评估并非如你所希望的那样出现变化，那么你和治疗师可以讨论看看还能对这些项目做些什么工作。

我的症状清单

姓名：

OCD 温度计等级

日期					
会谈次数	1	5	7	9	11
症状					

暴露

你会和其他所有会谈一样开始第十一次会谈。治疗师将和你一起回顾你自己在家进行的暴露练习。接着你将对余下最困难的暴露进行练习。

同样的，在暴露的过程中，治疗师会时刻关注你的感受，并要求你使用 OCD 温度计来评估自己焦虑或紧张的程度。治疗师会提醒你使用有效的想法来同你的 OCD 思维作斗争，这样你在暴露时所产生的焦虑会有所减少。

为毕业做准备

治疗师将和你就即将从该项目毕业进行讨论。你是否有什么特别的事情想用来庆祝？把你对于毕业的想法写在下面的横线上。

毕业啦！

_____

_____

_____

_____

_____

_____

在项目结束后继续同 OCD 作斗争

　　治疗师将和你继续谈论，如何在治疗结束后应对那些可能出现并困扰你的 OCD 症状。还记得上一次会谈吗？你作为治疗师来制作一些练习表格去帮助另一个人应对 OCD。如果有这样做的需要，你对采用这种方法是否还有问题？如果还有问题，治疗师可以在今天和你一起练习制订一些新的暴露计划。如果你还有任何关于 OCD、在治疗中你所进行过的暴露练习，或结束项目后如何应对 OCD 的问题想要询问治疗师，现在就是很好的时机。

如果你还有任何疑问，可以把它们写在下面：

_____

_____

_____

_____

_____

练习

- 在家中自行练习这次会谈中所做的暴露。
- 用连线在"ERP 练习表"中标出你的 OCD 温度计的等级并在下一次会谈时带到咨询室。

ERP 练习表

姓名：_____　　日期：_____

症状：_____

_____

_____

暴露：_____

_____

_____

对抗 OCD 思维的方法：_____

_____

_____

```
OCD温度计
10
 9
 8
 7
 6
 5
 4
 3
 2
 1
 0
    1    2    3    4    5    6    7    8
              次数或试验
```

第十二章
第十二次会谈

回顾过去的一周

跟之前一样，你将会用几分钟的时间跟治疗师谈谈上次见面后这段时间的感受。最后一次填写下面的表格，这样你和治疗师就能够讨论你都做了些什么，以及是否有一些好的变化发生在你的身上。

上周都发生了哪些好的变化？

写下上周发生的一件你所做的或发生在你身上的好的变化：

_____

_____

写下一件上周发生的你同 OCD 斗争的事情：

_____

_____

_____

暴露

今天你将和治疗师一起回顾你在家完成的暴露练习，然后你将对任何还停留在你的症状清单上的项目进行暴露练习。如果你已经对所有症状清单上的项目进行过暴露，治疗师可能会希望你对一些在治疗中已经进行过的暴露练习进行复习。这是一个很好的方法来呈现你在本项目中所取得的进步。回顾你在治疗中应对过的事情同样能够很好地帮助你记住那些学过的方法，以防你可能会在将来再次需要而使用它们。

在项目结束后继续同 OCD 作斗争

今天你将再次练习成为一名治疗师去帮助某个患 OCD 的人。然而，这一次你帮助的人将会是你的治疗师。你和治疗师会交换位置。你将扮演治疗师，而你的治疗师会扮演成某个患有 OCD 的人。准备好了吗？你的治疗师会告诉你两个困扰他/她的 OCD 症状。在下面写下这两个 OCD 症状：

症状 1：_____

症状 2：_____

下面完成每一个症状的 ERP 练习表。选一个症状让你的治疗师按照你制订的计划进行暴露练习。

ERP 练习表

姓名：＿＿＿＿＿＿＿＿＿＿＿＿ 日期：＿＿＿＿＿＿＿＿

症状：＿＿＿＿＿＿＿＿＿＿＿＿＿＿＿＿＿＿＿＿＿＿＿＿＿

＿＿＿＿＿＿＿＿＿＿＿＿＿＿＿＿＿＿＿＿＿＿＿＿＿＿＿＿＿

＿＿＿＿＿＿＿＿＿＿＿＿＿＿＿＿＿＿＿＿＿＿＿＿＿＿＿＿＿

暴露：＿＿＿＿＿＿＿＿＿＿＿＿＿＿＿＿＿＿＿＿＿＿＿＿＿

＿＿＿＿＿＿＿＿＿＿＿＿＿＿＿＿＿＿＿＿＿＿＿＿＿＿＿＿＿

＿＿＿＿＿＿＿＿＿＿＿＿＿＿＿＿＿＿＿＿＿＿＿＿＿＿＿＿＿

对抗 OCD 思维的方法：＿＿＿＿＿＿＿＿＿＿＿＿＿＿＿＿＿

＿＿＿＿＿＿＿＿＿＿＿＿＿＿＿＿＿＿＿＿＿＿＿＿＿＿＿＿＿

＿＿＿＿＿＿＿＿＿＿＿＿＿＿＿＿＿＿＿＿＿＿＿＿＿＿＿＿＿

＿＿＿＿＿＿＿＿＿＿＿＿＿＿＿＿＿＿＿＿＿＿＿＿＿＿＿＿＿

OCD温度计

10
9
8
7
6
5
4
3
2
1
0

1　2　3　4　5　6　7　8

次数或试验

ERP 练习表

姓名： _____ 日期： _____

症状： _____

_____

_____

暴露： _____

_____

_____

对抗 OCD 思维的方法： _____

_____

_____

_____

次数或试验（纵轴 OCD温度计 0–10，横轴 1 2 3 4 5 6 7 8）

毕 业

　　祝贺你已经成功完成了所有计划项目，并且能够控制自己的 OCD 了。

祝贺！

顺利完成
儿童青少年强迫症
计划项目！

日　期：_____

治疗师：_____

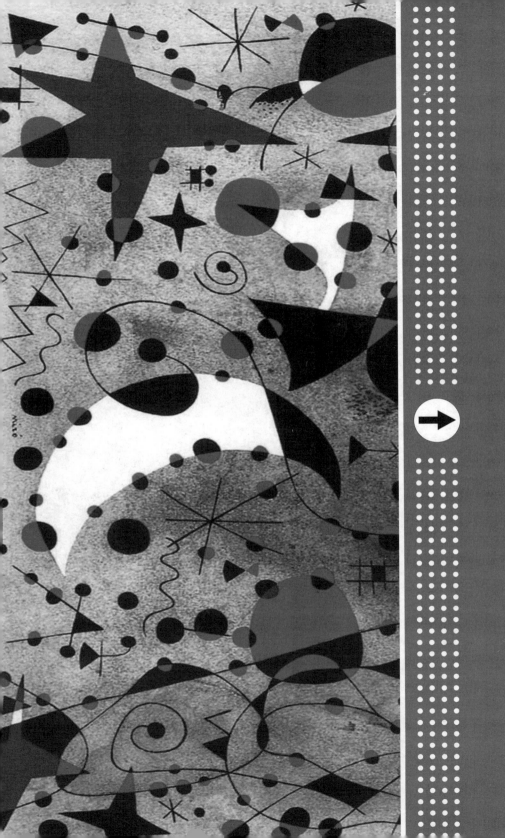

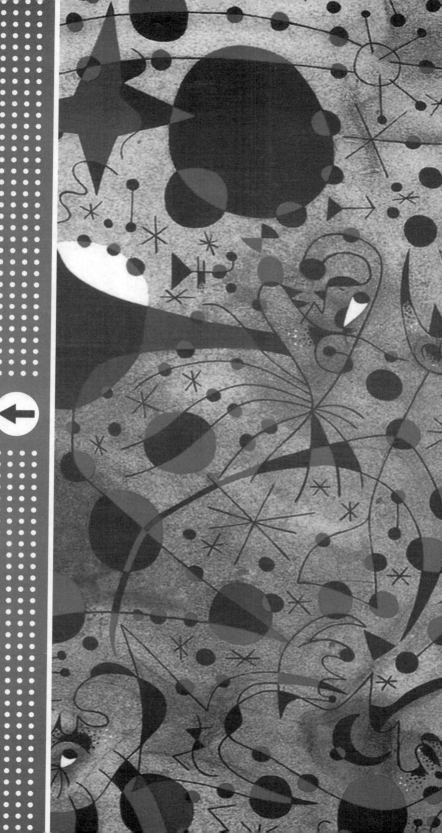